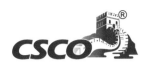

中国临床肿瘤学
年度研究进展 2017

| 主　编 | 李　进　秦叔逵　马　军　江泽飞　吴一龙 |
| 执行主编 | 丁培荣　张小田　钟文昭　王碧芸　张　俊 |

人民卫生出版社

图书在版编目（CIP）数据

中国临床肿瘤学年度研究进展 . 2017/ 李进等主编 .
—北京 : 人民卫生出版社，2018
ISBN 978-7-117-26350-4

Ⅰ. ①中… Ⅱ. ①李… Ⅲ. ①肿瘤学 – 研究进展 – 中国
Ⅳ. ①R73

中国版本图书馆 CIP 数据核字（2018）第 054643 号

人卫智网　**www.ipmph.com**	医学教育、学术、考试、健康，购书智慧智能综合服务平台	
人卫官网　**www.pmph.com**	人卫官方资讯发布平台	

中国临床肿瘤学年度研究进展 2017

主　　编：李　进　秦叔逵　马　军　江泽飞　吴一龙
出版发行：人民卫生出版社（中继线 010-59780011）
地　　址：北京市朝阳区潘家园南里 19 号
邮　　编：100021
E - mail：pmph @ pmph.com
购书热线：010-59787592　010-59787584　010-65264830
印　　刷：北京盛通印刷股份有限公司
经　　销：新华书店
开　　本：787 × 1092　1/16　印张：9
字　　数：219 千字
版　　次：2018 年 4 月第 1 版　2018 年 4 月第 1 版第 1 次印刷
标准书号：ISBN 978-7-117-26350-4/R · 26351
定　　价：72.00 元

中国临床肿瘤学年度研究进展 2017

主　　编　李　进　秦叔逵　马　军　江泽飞　吴一龙
执行主编　丁培荣　张小田　钟文昭　王碧芸　张　俊

编委会（以姓氏汉语拼音为序）
　　　　　蔡修宇　邓艳红　龚新雷　康晓征　盛锡楠　王　锋　徐　栋　杨　帆
　　　　　袁　芃　应志涛　张小田

编　　者（以姓氏汉语拼音为序）

肺　　癌	董晓荣	胡　洁	林　根	刘哲峰	申　鹏	王志杰	杨　帆
	钟文昭	朱正飞					
肠　　癌	邓艳红	顾艳宏	李　健	邱　萌	张　睿	朱　骥	
胃　　癌	陈晓锋	邱　红	邱兴烽	曲秀娟	石　燕	王　畅	夏　鹏
	张　俊	张小田					
乳　腺　癌	方　仪	孔祥溢	刘　强	宋国红	唐　玉	王　靖	王淑莲
	徐　玲	严　颖	袁　芃	岳　健			
食　管　癌	戴　亮	韩玲波	康晓征	李志刚	刘　慧	鲁智豪	秦建军
	谭锋维	王　峰	杨　弘				
淋　巴　瘤	郭　晔	李志铭	马　军	宋玉琴	应志涛	赵东陆	赵维莅
	朱　军						
黑色素瘤	李永恒	斯　璐	王　锋	王文娴	徐　宇	许春伟	
肝胆胰肿瘤	范　丽	方维佳	龚新雷	吕　静	汪进良	王楠娅	薛　军
	严文韬	杨　田	郑　怡	朱呈瞻			
泌尿系统肿瘤	代恩勇	何立儒	李　荣	刘卓炜	盛锡楠	曾　浩	张海梁
	张　争						
头颈部肿瘤	边学海	蔡修宇	陈雨沛	方美玉	黄志峰	李　囡	唐林泉
	王文娴	王孝深	许春伟				

顾　　问（以姓氏汉语拼音为序）
　　　　　陈　功　陈克能　郭　军　葛明华　江泽飞　李　进　马　骏　秦叔逵
　　　　　沈　琳　徐兵河　徐瑞华　曾木圣

3

序

回顾和梳理中国临床肿瘤学的年度进展,是中国临床肿瘤学会(CSCO)的一项重要的工作任务,主要由CSCO青年专家委员会主导完成。2017年,中国临床肿瘤学稳步前进,可以说是收获满满。通过统计和分析发现,越来越多来自中国不同肿瘤领域的研究登上了国际高影响力的杂志,并深刻影响着世界临床肿瘤学的发展,标志着中国临床肿瘤学研究已经进入了快速发展阶段,"中国特色、创新提高、向国际水平看齐"成为近年来中国临床肿瘤发展的关键词。

中国临床肿瘤研究在不断成长的同时,我们也看到了差距。在新药的研究领域,以中国主导的临床研究产生的数据为证据的指南在国际上微不足道;全球范围内,中国原创的抗肿瘤药物的大型临床研究占比例仍非常小。盼望不久的将来,通过中国肿瘤领域医、药专家的共同努力,在推进中国临床研究的开展,同时也会为国际肿瘤事业做出更多的贡献。此外,地区发展不平衡,基层诊疗水平较低也是目前中国临床肿瘤领域亟待解决的难题,在这些地区开展高质量的临床研究更是难上加难,加强培训,促进这些地区开展临床研究也是CSCO的未来重要任务。

感谢CSCO青年专家委员会成员们的辛勤劳动,《中国临床肿瘤学年度研究进展》不仅仅是中国临床肿瘤的成绩汇报单,也是未来青年专家成长、进步的动力和创造的源泉;感谢资深专家学者精彩、专业的点评,你们多年的付出和经验总结是本书质量的保证。

鲲鹏展翅九万里,搏击长空展英姿。《中国临床肿瘤学年度研究进展》记录着中国临床肿瘤学的发展轨迹,曾经遗憾,但必将留下骄傲。未来,中国临床肿瘤学界将继续探索一条符合中国国情的发展之路,让我们直面挑战,把握机遇,奋发图强,明天一定更美好!

李 进 秦叔逵 马 军 江泽飞 吴一龙

2018年3月18日

目　录

研究筛选流程和年度重要进展

从 2005 年开始，美国临床肿瘤学会（American Society of Clinical Oncology，ASCO）每年发布年度进展报告，回顾梳理当年临床肿瘤学领域的重要研究成果，为广大的肿瘤工作者提供重要的参考。尽管这些报告对中国研究者具有重要的借鉴意义，但对中国的临床肿瘤工作者而言，ASCO 年度进展报告并不完全适用于我国的临床实践。因为一方面基于西方人群的研究往往缺乏东方人种特有的肿瘤基因组特征，因此研究结果并不十分符合本国国情；另一方面，我国新药研发、注册审批及上市的速度相对滞后，ASCO 进展与中国的临床实践仍存在较大的差距。

近年来，随着中国临床肿瘤学研究水平的提高，中国临床肿瘤学研究者抓住机遇，与时俱进，发挥本国优势，积极在中国患者人群中探索肿瘤治疗的规律与分子遗传学上的差异，在肿瘤的临床和转化性研究中取得了非凡的成绩，在 ASCO 以及 ESMO 等世界级的肿瘤学年会上均发出了响亮的"中国好声音"，为世界癌症研究提供了独特的思路和宝贵证据。而且，由中国研究者自主发起的多项国际与国内多中心临床研究，已有多项研究成果发表在 *New England Journal of Medicine*、*Lancet Oncology*、*JCO* 等极具影响力的国际肿瘤学期刊。随着越来越多来自中国本土的高质量研究成果涌现与发表，CSCO 响应广大肿瘤工作者及 CSCO 会员的倡议，从 2015 年开始推出具有中国特色的 CSCO 年度进展报告，梳理来自中国的研究数据与学术成果，按自然年进行整理与总结，形成中国临床肿瘤学的年度发展脉络。

年度进展报告在借鉴国外先进肿瘤年度进展的基础上，充分考虑本国实际国情与研究水平，平衡肿瘤内科、肿瘤外科、放疗与放射学科的研究成果，期望能反映出中国肿瘤研究的真实水平。期待所有的临床肿瘤学工作者翻开这份令人期待的报告时，能从过去一年取得的成就中获得启示，用于指导临床实践并激发灵感开启更高水平的多中心临床研究，最终形成"长江后浪推前浪"，你追我赶的肿瘤研究新局面。

今年，是 CSCO 推出肿瘤年度进展报告的第三年，在传承既往闪光点的基础上，又有了新的创新点：

第一，在全体编委会议上，进一步规范和统一了作者单位的标注格式，并在充分兼顾第一作者与通讯作者贡献的基础上标注署名；

第二，考虑到研究进展的时效性，将 2017 年度 Online 发表的重要研究一并纳入；

第三，联合科睿唯安（Clarivate Analytics，原汤森路透知识产权与科技事业部）提供检索报表，并使用了 DDA（Derwent Data Analyzer）软件协助梳理数据；

第四，纳入重要进展的研究全部必须是经同行评议的文章，取消重大会议论文；

第五，年度进展的主编和各癌种编委会人员采用每年部分更替的老人带新人轮替制度，既保证经验传承，又有新鲜血液加入；

第六，考虑到发表文献量的排名并不一定能反映出一本杂志的真正学术水平（如

Oncotarget 杂志在每个癌种的发文量都排第一),在今年的报告中不再保留各个杂志发表文献量排名的报表。

本次发表年度进展报告依旧按照中国十大主要癌症类型(肺癌、结直肠癌、胃癌、乳腺癌、食管癌、淋巴瘤、黑色素瘤、肝胆胰肿瘤、泌尿系统肿瘤、头颈部肿瘤)进行分类检索数据与整理学术成果。今年通过北大一院图书馆与科睿唯安的联合检索与梳理,十大主要癌种共检索出中国学者发表的文献 49 041 篇,进一步,通过全体编委会的核实和确认,最终有42 315 篇有效文献纳入统计与年度进展报告。进展报告中重点介绍各个癌种在过去一年中取得的主要研究成果,在全体编委会会议上,依据研究结果是否影响国际和中国的临床实践,是否改变对肿瘤生物学行为的理解,是否引起新的重要争议,全体编委进行评分,汇总统计后,根据得分的高低评选出年度重要进展前 20 项研究。本年度报告力求查全和查准,兼顾普适性和代表性,强调多学科团队协同合作(肿瘤内科、外科、放疗和病理),避免单一学科和机构评选导致的偏倚,致力于为广大同行提供一份客观、详实可读的年度报告。

在本报告筹划阶段,我们得到了中国医学论坛报、科睿唯安和北大第一医院图书馆的大力协助,在提供检索数据基础上,积极探索更精准的数据检索方法,以求能更全面、更客观、更科学的反映出中国的年度肿瘤学研究水平。

下面详细介绍年度进展报告的筛选流程和重要进展评价标准。

一、系统性检索中国 2017 年 1 月至 2017 年 12 月发表的文献

由北京大学第一医院图书管负责系统检索,科睿唯安协助建立和完善方法,并提供建议。数据检索来源为科睿唯安的 SCIE 数据库(Science Citation Index Expanded),数据清理过程使用科睿唯安的 DDA 软件(Derwent Data Analyzer)及 Microsoft EXCEL 软件。

各个癌种分别应用相应的主题词或文本词进行检索。以肺癌为例,具体检索方式如下,"Topic= 各癌种检索词,如(lung cancer)or(Lung Neoplasms)or(lung tumor)or(Pulmonary Neoplasms)or(Pulmonary tumor)or(Pulmonary cancer)","Address=China or Chinese or Taiwan or Hong kong or Hongkong or Macau","Timespan=From 2017 to 2017"。全部 10 个癌种的最后检索时间均为 2018 年 1 月 3 日。

数据清理过程和方法详见图 1。责任作者和第一作者的国别分别根据检索导出数据中的【Reprint address(country)】和【Author(1st):author affiliations(1st)(full)】字段。

二、筛选临床和转化性研究并初步分析(未纳入部分高影响力的基础研究)

对上述系统性检索的文献进行初步评估,依据研究内容筛选出临床研究或转化性研究相关的文章。同时,收集青委会成员和国内各研究活跃的肿瘤中心的意见,根据他们平时对文献的捕捉、解读和理解,推荐他们认为最重要的文献,进行整合;征求纳入文献的研究团队参与者的意见,最大限度降低解读偏差。

2017 年 1 月 1 日至 2017 年 12 月 31 日由中国学者(包括港台地区)主要参与发表的、临床研究相关的肿瘤学文章共 49 041 篇,进一步,通过全体编委会的核实和确认,最终有 42 315 篇有效文献纳入统计与年度进展报告。图 2 展示了各大癌种发表文章的数量及比例。

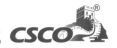

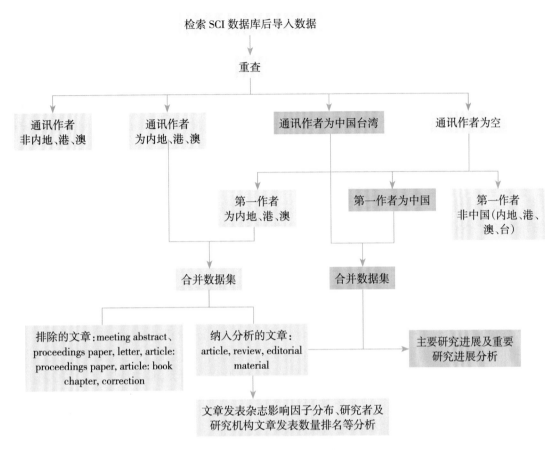

图 1　2017 年数据检索流程图

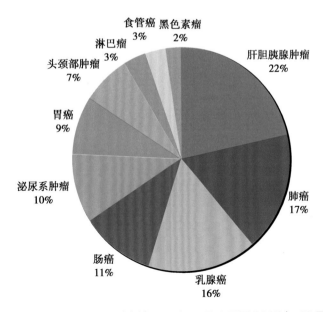

图 2　各癌种发表文章数量及比例 (2017 年 1 月 1 日至 2017 年 12 月 31 日)

三、统计各个瘤种杂志发文量并分析重点杂志发文情况

四、分瘤种进行第一作者、通讯作者和研究机构发表文章数量排名

统计所有的入选文章，进行第一作者、通讯作者、研究机构发文量排名。在全体编委会议上，进一步规范和统一了作者单位的标注格式，并在充分兼顾第一作者与通讯作者贡献的基础上标注署名。具体结果见各章节。

五、分析各研究机构主要的研究方向

依据上述统计结果，分析各研究机构的主要研究瘤种及具体研究方向。总结、比较其中的异同之处，为各研究机构之间相互借鉴学习提供参考依据。

六、参考影响因子、被引频次和文章证据级别挑选进入年度报告的重要研究

对所有入选的文章，综合分析以下三方面的指标来筛选年度报告中重点介绍的研究：
(1) 文章所发表杂志的影响因子和单篇文章的被引用频次；
(2) 文章是否被学科重要会议列入 oral presentation 或 poster discussion；
(3) 文章的证据级别（Ⅰ类证据：多中心随机对照研究，有可能改变全球或中国的临床实践；Ⅱ类证据：单中心随机对照研究或较高影响力的转化医学研究；Ⅲ类证据：提出值得探索和争议的新问题研究）。

七、评选重要进展和值得关注进展

依据文章结果是否影响（或潜在影响）临床实践评选出年度重要进展前 20 项研究。参与评选的人员包括《中国临床肿瘤学年度研究进展 2017》编委会成员及编委会顾问团。本次编委会成员覆盖了十大瘤种的专科医生，各瘤种包含 5~6 名来自不同学科、不同地区、不同医院的医生。评审过程采用第一轮组内讨论推荐 + 第二轮集体投票评分的方式，最终根据得分的高低进行排名。在评选过程中，秉承宁缺毋滥原则，遴选出真正改变或影响临床实践，或者改变对肿瘤生物学本质的理解和认识的重要研究。

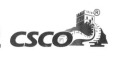

附表 2017 年重要年度进展

作者	研究机构	研究概要	出版刊物	影响因子	临床实践意义	证据等级	点评
刘云鹏*温偶等	中国医科大学	基于肿瘤和免疫细胞表面表达的 PD-L1/PD-1/CD8 等四种免疫因子积分系统预测预后和胃癌临床预后	Cancer Immunology Research	8.284	为胃癌个体医疗带来更为准确的预后预测方法,并为免疫治疗优势人群的筛选提供了重要线索	II级	首次提出针对 II-III 期胃癌患者四种免疫因子积分系统的预后预测模型,利于筛选辅助免疫治疗和免疫治疗优势人群
Wai Keung Leung* Cheung, Ka Shing 等	香港大学玛丽医院	基于香港的健康数据库,在有 HP 感染并接受了抗 HP 治疗的群体中研究了 PPI 的使用和胃癌的相关性	GUT	16.658	在抗幽门螺杆菌治疗后长期使用 PPI 和胃癌发生风险呈正相关,为 PPI 临床长期应用的致癌风险提供依据	II级	首次证明幽门螺杆菌感染驱幽治疗后长期应用 PPI 与胃癌发生风险相关,为 PPI 长期应用的致癌性提供佐证
徐兵河*张频等	中国医学科学院肿瘤医院	UTD1 联合卡培他滨对比卡培他滨单药治疗既往接受蒽环类及紫杉类治疗的转移性乳腺癌的 III 期随机临床研究	Lancet Oncol	25.117	为蒽环类及紫杉类治疗失败的转移性乳腺癌提供了一个有效的治疗方案选择	I级	Utidelone(UTD1)是我国自主研发的新型化疗药物,III 期临床研究结果证实其有效性,为药物上市提供数据,为我国开创和影响临床实践的研究
徐兵河*马飞等	中国医学科学院肿瘤医院	吡咯替尼单药治疗 HER-2 阳性晚期乳腺癌患者的 I 期临床与生物标志物研究	JCO	24.008	针对 HER-2 阳性乳腺癌的新型靶向治疗药物	II级	设计优秀的 I 期临床研究,初步证实中国原研新药吡咯替尼可有效治疗 HER-2 阳性乳腺癌,为开展 II、III 期临床研究提供数据支持
Bruix J*秦叔逵等	西班牙巴塞罗那 IDIBAPS 医院	对索拉非尼治疗后进展的肝癌患者,瑞戈非尼相比安慰剂可以降低 37% 的死亡风险,延长生存	Lancet	47.831	基于此项研究的结果,FDA 和 CFDA 均已经批准瑞戈非尼二线治疗晚期肝癌的新适应证	I级	索拉非尼上市 10 年来第一个在晚期肝癌取得阳性结果的 III 期研究,属于开创和影响国际、国内临床实践的重要研究

* 通讯作者

续表

作者	研究机构	研究概要	出版刊物	影响因子	临床实践意义	证据等级	点评
徐瑞华* 张康*等	中山大学肿瘤医院 美国加州大学圣地亚哥分校	循环肿瘤DNA甲基化标志物用于肝细胞癌的诊断和预后评估	Nat Mater	39.737	相比甲胎蛋白,诊断的敏感性和特异性更高,适用于大规模的人群筛查	II级	发现对肝癌进行早期诊断及疗效和预后预测的新方法,对临床实践有潜在影响
沈锋* 雷正清等	上海东方肝胆外科医院	抗病毒治疗对合并HBV感染的ICC患者术后的生存率的影响	J Hepatol	12.486	积极抗病毒治疗对延长ICC患者生存有帮助	III级	率先探讨抗病毒治疗对合并乙肝的胆管癌患者生存的影响,对临床实践有潜在影响,值得深入研究累积经验和证据
张旭* 王保军等	解放军总医院	机器人辅助下肝后下腔静脉癌栓切除:第一和第二肝门作为重要的划分标志	European Urology	16. 26	证明机器人辅助下腔静脉癌栓切除是可行的,可以指导临床实践	II级	机器人辅助肾癌手术走在世界前列并获认可
孙颖浩* 任善成等	第二军医大学长海医院	利用全基因组合转录组测序技术发现前列腺癌进展的新的遗传学改变	European Urology	16.26	发现东来西方人群列腺癌发展的基因差异,为后续亚洲人群前列腺癌的治疗提供了新思路	II级	对于东方人群前列腺癌的临床研究具有指导价值
林天歆* 吴少旭等	中山大学孙逸仙纪念医院	影像组学技术用于膀胱癌前淋巴结转移的预测	Clinical Cancer Research	9.619	应用影像组学手段建立膀胱癌术前淋巴转移的预测,指导淋巴结清扫以及术前新辅助化疗	II级	对于膀胱癌淋巴结转移精准预测提供了新思路
Hodi FS* 郭军等	北京大学肿瘤医院	尼洛替尼治疗KIT突变的转移性或不可手术的黑色素瘤患者的疗效和安全性的全球,多中心,单臂II期TEAM研究的最终结果	Ann Oncol	11.85	为KIT突变晚期黑色素瘤患者提供新的药物选择	II级	国际多中心II期研究,属于创新和影响实践的研究

*通讯作者

续表

作者	研究机构	研究概要	出版刊物	影响因子	临床实践意义	证据等级	点评
卢煜明*，陈君赐等	香港中文大学威尔斯亲王医院	鼻咽癌患者血浆EBV病毒DNA的筛查方法分析	The New England Journal of Medicine	72.406	该项研究提示血浆EBV DNA可能成为早期鼻咽癌的可靠早诊指标，可应用于高发区鼻咽癌人群筛查	I级	该项研究提示血浆EBV DNA可能成为早期鼻咽癌的可靠早诊指标，可应用于高发区鼻咽癌人群筛查
莫树锦*，Solange Peters，D.Ross Camidge等	香港中文大学	对比阿雷替尼与克唑替尼一线治疗ALK阳性晚期NSCLC患者的疗效和安全性	The New England Journal of Medicine	72.406	阿雷替尼成为ALK阳性NSCLC的一线标准治疗	I级	Alex研究是国际多中心III期RCT研究，在晚期一线治疗中对比了二代和一代ALK抑制剂，改写临床指南
吴一龙*，钟文昭等	广东省人民医院	对比吉非替尼与辅助化疗在II-IIIA期，完全切除术后，EGFR突变肺癌的疗效	Lancet Oncol	33.900	吉非替尼可作为EGFR突变，淋巴结II-IIIA期患者术后辅助治疗	1级	Adjuvant研究是国际上第一项在EGFR突变的手术患者中完成的TKI与化疗对比研究，且为III期研究并达到主要终点，属于开创性和影响实践的研究
吴一龙*，杨衿记等	广东省人民医院	对比埃克替尼或全脑放疗联合同期或序贯标准含铂两药化疗一线治疗EGFR敏感突变，并至少有三个脑转移病灶的NSCLC患者的疗效	Lancet Respir Med	19.287	埃克替尼可作为EGFR敏感突变伴有多发脑转移NSCLC患者的一线治疗	1级	Brain研究是国际上第一项关突变多发脑转移EGFR基因突变患者中，对比一线TKI于全脑放疗III期RCT，达到主要终点，弥补证据空白
陈海泉*，李斌等	复旦大学肿瘤医院	经右胸对比经左胸治疗食管中下段鳞癌：一项前瞻性，随机，开放性研究的3年生存结果	Annals of Surgery	8.98	经右胸入路对于食管中下段鳞癌具有远期生存优势	II级	首次在亚裔食管胸中下段鳞癌患者群体中比较两种手术方式的远期疗效，潜在影响食管鳞癌外科治疗规范

*通讯作者

续表

作者	研究机构	研究概要	出版刊物	影响因子	临床实践意义	证据等级	点评
李印* 孙海波等	河南省肿瘤医院	微创 McKeown 食管癌术后早期口进食：一项开放性，随机，对照，非劣效性研究	Annals of Surgery	8.98	食管癌术后早期进食安全可行，有助于术后胃肠功能早期恢复并改善术后生活质量	II级	率先探索经口进食作为快速康复在食管癌外科围术期安全性问题，潜在改善患者术后生活质量
李进* 徐建明等	同济大学附属东方医院 军事医学科学院附属医院	Trifluridine/Tipiracil (TAS-102)亚洲复发难治或化疗耐药 mCRC 患者可显著获益	JCO	24.008	为 TAS102 作为肠癌的三线药物在中国上市奠定了基础	I	该研究为 TAS102 晚期结直肠癌三线治疗增加了中国人群证据，并为这个药物在中国的上市奠定了夯实的临床基础。也体现了中国研究者作为全球 PI 的崛起
田捷* 孙应实* 刘振宇等	自动化研究所＋中国科学院大学；北京大学肿瘤医院	局部进展期直肠癌新辅助放化疗后的病理完全缓解的影像学分析	Clinical cancer research	9.619	为直肠癌新辅助治疗后的准确评估奠定了基础	II	该研究通过 2000 多个参数的影像组学建立的模型，预测的准确率高达 97.56%，大大提高了预测的效能，为临床治疗决策提供了更加精准的信息
李晔雄* 杨勇等	中国医学科学院肿瘤医院	提高局部控制率能够延长早期结外 NKT 细胞期淋巴瘤患者生存	JAMA Oncol	16.559	放疗在早期结外 NKT 细胞淋巴瘤一线治疗中的重要性	1级	第一项大样本量研究，验证了局部放疗在早期结外 NKT 细胞淋巴瘤中的作用，具有重要的实践意义

*通讯作者

中国临床肿瘤学肺癌年度研究进展

2017 年 1 月~2017 年 12 月

中国临床肿瘤学会（CSCO）青年专家委员会

编　者　杨　帆[1]　林　根[2]　钟文昭[3]　朱正飞[4]　胡　洁[5]　刘哲峰[6]　董晓荣[7]　申　鹏[8]　王志杰[9]

编者单位　1. 北京大学人民医院；2. 福建省肿瘤医院；3. 广东省人民医院；4. 复旦大学附属肿瘤医院；5. 复旦大学附属中山医院；6. 中国人民解放军总医院；7. 华中科技大学附属协和医院；8. 南方医科大学南方医院；9. 中国医学科学院肿瘤医院

前　言

　　肺癌仍然是我国第一位的"恶性肿瘤杀手"，而且其发病率仍在上升，特别是非吸烟者的肺腺癌，具有与西方国家不同的流行病学表现。从肿瘤驱动基因方面，我国的肺腺癌中携带表皮生长因子受体（EGFR）基因敏感突变的比例远远高于西方，使得更高比例患者能够从靶向治疗中获益。在实体肿瘤中，肺癌作为驱动基因种类最多、研究最丰富的肿瘤，分子靶向新药风起云涌，转化性研究、临床研究空间广阔、也不断突破。这使得我国肺癌临床研究借助患者数量庞大优势取得了巨大进步，在 EGFR 靶向治疗的部分领域中引领了国际风潮。2017 年，中国的肺癌研究者、临床工作者，在维持了"传统优势"领域国际领先外，在间变淋巴瘤激酶（ALK）驱动肺癌方面也获得突破，改写了国际指南。此外，在细胞毒药物、同步放化疗方案、手术理念、磨玻璃病灶等方面也有斩获。

　　中国临床肿瘤学会（CSCO）青委会肺癌组负责，在中国医学论坛报、科睿唯安和北京大学第一医院图书馆的协助下，梳理了我国临床肿瘤学 2017 年 1 月 1 日到 12 月 31 日的肺癌年度进展。通过系统的总结回顾，一方面有助于发现我国临床研究与国外研究的差距，另一方面也有助于促进国内不同研究之间取长补短，为多学科领域融合和交叉借鉴提供重要依据。

第一部分　研究成果概要

（一）文章发表数量与期刊影响因子分析

　　对中国研究者发表肺癌文献量前 20 名的期刊及其影响因子进行分析结果与 2016 年度类似，中国研究者文章仍然主要集中发表于影响因子小于 3 分的期刊，其中有 3 个期刊影响因子超过 5 分。在肺癌领域主流的重点期刊中，我们选择性挑选 11 种进行进一步分析中国发表文章数目，如图 1 所示，我国肺癌研究团队在高质量期刊：*New England Journal of*

Medicine、*Lancet Oncology*、*Journal of Clinical Oncology* 等共发表 5 篇文章,这显示中国肺癌研究者更加重视研究深度和多中心协作,在国际肺癌舞台上不断发出自己的声音,为国际肺癌研究进展提供了更高级别的证据。

(二) 作者及研究机构的文章发表数量排名

对北京大学图书馆提供的数据进行盲法筛查及检索分析,发表文章数量最多的前 17 名作者(第 18~33 名均为 6 篇)如图 2 所示。进一步汇总发表文章数量最多的 20 个研究机构,如图 3 所示,其中位居前 3 的分别是复旦大学、南京医科大学、上海交通大学。

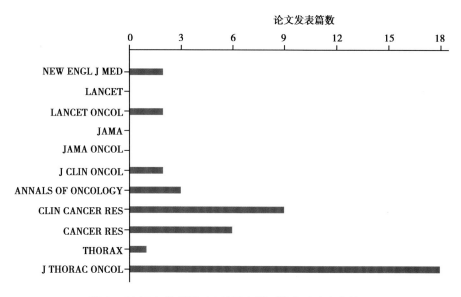

图 1　2017 年选择性 11 种重点期刊发表肺癌文章数量

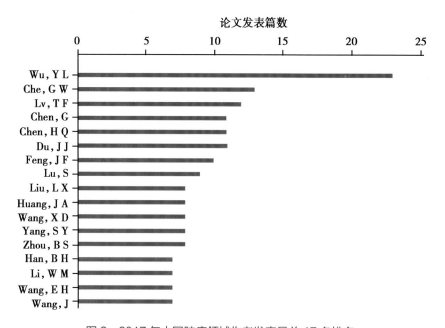

图 2　2017 年中国肺癌领域作者发表量前 17 名排名

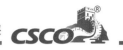

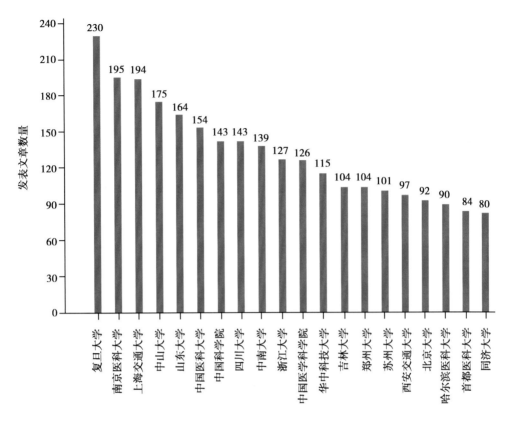

图3　2017年中国肺癌领域发文量前20名的研究机构

第二部分　研　究　进　展

2017年正式出版和在线发表的原创性研究,根据以下三方面的指标评价其重要性:①文章发表期刊的影响因子;②文章是否被学科国际会议列入大会发言;③文章的证据级别(Ⅰ类证据:多中心随机对照研究,有可能改变临床实践;Ⅱ类证据:单中心随机对照研究或较高影响力的转化医学研究;Ⅲ类证据:提出值得探索和争议的新问题研究)。

通过对所有入选文献进行系统梳理,将中国肺癌相关临床研究按照外科、内科和放疗三个领域,进行逐一介绍。重点研究进展及值得关注的研究进展分别见表1和表2。

一、外科研究进展

肺癌根治术后辅助靶向治疗的价值尚不明确,由广东省人民医院吴一龙教授牵头开展的ADJUVANT研究(CTONG1104研究)首次就这一科学问题通过前瞻性研究进行了回答。该研究是针对携带EGFR敏感基因突变的Ⅱ~ⅢA期非小细胞肺癌(non-small cell lung cancer, NSCLC)患者根治术后进行辅助靶向治疗和辅助化疗的Ⅲ期、随机、对照研究。该项研究结果在2017年ASCO年会上进行了口头报告,并全文发表于《柳叶刀 肿瘤》[1]。此项研究联合国内27家医学中心共同开展,自2011年9月至2014年4月,共筛选483例肺癌手术患者,其中携带表皮生长因子受体(epidermal growth factor receptor, EGFR)敏感基因突

表 1　2017 年中国临床肿瘤学肺癌领域主要研究进展

作者	研究机构	研究概要	出版刊物	影响因子	临床实践意义	证据等级
莫树锦	香港中文大学	对比艾乐替尼与克唑替尼一线治疗 ALK 阳性晚期 NSCLC 患者的疗效和安全性	NEJM	72.406	艾乐替尼成为 ALK 阳性 NSCLC 的一线标准治疗	1 级，多中心 RCT
钟文昭 吴一龙	广东省人民医院	对比吉非替尼与辅助化疗在 Ⅱ-ⅢA 期、完全切除术后、EGFR 突变非小细胞肺癌的疗效	Lancet Oncol	33.900	吉非替尼可作为 EGFR 突变、Ⅱ-ⅢA 期患者术后辅助治疗方案	1 级，多中心 RCT
杨衿记 吴一龙	广东省人民医院	对比埃克替尼或全脑放疗联合同期或序贯标准含铂两药化疗一线治疗 EGFR 敏感突变、并至少有三个脑转移病灶的 NSCLC 患者的疗效	Lancet Respir Med	19.287	埃克替尼可作为 EGFR 敏感突变伴有多发脑转移 NSCLC 患者的一线治疗	1 级，多中心 RCT

表 2　2017 年中国临床肿瘤学肺癌领域值得关注进展

作者	研究机构	研究概要	出版刊物	影响因子	临床实践意义	证据等级
吴一龙	广东省人民医院	对比 Dacomitinib 与吉非替尼一线治疗 EGFR 敏感突变的 NSCLC 的疗效及安全性	Lancet Oncol	33.900	Dacomitinib 可以作为 EGFR 敏感突变不伴有脑转移的晚期 NSCLC 的一线治疗选择之一，但需考量其毒副反应	1 级，多中心 RCT
莫树锦	香港中文大学	比较 S-1 和多西他赛在二线或三线治疗晚期 NSCLC 的疗效及安全性	Ann Oncol	11.855	S-1 可以作为二线化疗方案的选择之一	1 级，多中心 RCT
王绿化	中国医学科学院肿瘤医院	局部晚期非小细胞肺癌同步化放疗中依托泊苷联合顺铂（EP）方案和卡铂联合紫杉醇的(PC)每周方案	Ann Oncol	11.855	局部晚期非小细胞肺癌同步化放疗中 EP 优于 PC 每周方案	1 级，多中心 RCT
韩宝惠	上海市胸科医院	小细胞肺癌术后脑预防性放疗的价值	JTO	6.595	病理Ⅱ、Ⅲ期脑预防性放疗有生存获益，病理Ⅰ期患者无益	3 级，回顾性分析
王俊	北京大学人民医院	多发磨玻璃病灶全外显子	Thorax	8.272	提示纯磨玻璃可能存在肺内转移，且转移灶呈纯磨玻璃病灶形态	3 级，病例报告
陈海泉	上海肿瘤医院	回顾性分析Ⅲ期 NSCLC 患者直接手术＋辅助化疗的效果	JTCVS	4.446	提出ⅢA 期患者直接手术的数据	3 级，回顾性研究

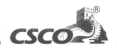

变的 222 例患者按 1∶1 比例随机接受标准的 4 周期顺铂 + 诺维本辅助化疗,或 2 年吉非替尼的靶向治疗,中位随访时间为 36.5 个月。在意向 - 治疗(intent to treat,ITT)人群中,吉非替尼组的无病生存期(disease-free survival,DFS)显著长于辅助化疗组(28.7 个月 vs. 18.0 个月),复发风险降低 40%(P=0.0054)。在安全性方面,吉非替尼组最常见的Ⅲ度及以上不良反应主要是转氨酶升高(2%),而辅助化疗组Ⅲ度及以上不良反应包括中性粒细胞缺乏(34%)、白细胞缺乏(16%)和呕吐(9%)等,显示了靶向治疗良好的安全性。在治疗耐受性方面,吉非替尼组中仅有 3% 的患者因不良反应终止治疗,11% 经历药物减量;而在辅助化疗组,两者比例分别为 6% 和 33%。此外,吉非替尼组的患者的生活质量优于辅助化疗组。该研究是国际上第一项完成的 NSCLC 术后辅助靶向治疗与辅助化疗"头对头"的前瞻性、随机、对照研究,证实Ⅱ~ⅢA 期 EGFR 突变型 NSCLC 根治术后给予 EGFR-TKI 辅助治疗是可行的策略,具有开创性和引领性。虽然 EGFR-TKI 作为术后辅助治疗仍然存在诸多问题,如药物选择、用药时间、Ⅱ期 / ⅢA 期差异以及生存是否获益等,但随着更多类似研究的完成以及总生存数据的成熟,相信 EGFR-TKI 在术后辅助治疗中的定位和价值会进一步明确。

ⅢA 期 NSCLC 的诊治是多学科综合治疗的典范,因其人群异质性较大,不同ⅢA 期患者的最佳治疗模式成为肺癌领域长期争议的热点和难点。目前国际上对于ⅢA-N2 患者推荐新辅助治疗序贯手术的模式。这是基于在无辅助化疗的时代,西方患者直接手术效果差,新辅助治疗较单纯手术提高了生存率。但目前尚缺乏ⅢA-N2 患者术前新辅助治疗对比术后辅助治疗疗效的数据,尤其中国人群的数据。复旦大学附属肿瘤医院胸外科陈海泉教授团队针对此问题开展了一项大样本回顾性研究,结果发表于《胸心血管外科杂志》[2]。该研究对 668 例先手术、再辅助治疗的ⅢA 期患者进行了回顾性分析,结果显示:总体人群中位无进展生存期(progression-free survival,PFS)和总生存期(overall survival,OS)时间分别为 17.0 个月和 44.0 个月;3 年、5 年 PFS 率分别为 31.6% 和 21.0%,3 年、5 年 OS 率分别为 54.7% 和 43.0%。肺腺癌亚组 5 年 OS 率明显高于肺鳞癌亚组。在肺腺癌中,低度恶性的肺腺癌(腺泡型和乳头型)5 年 PFS 率和 OS 率与高度恶性肺腺癌(实体型、微乳头型和粘液型)患者并无明显差异。EGFR 基因突变型的患者的 5 年 OS 率与野生型 EGFR 患者相似。这些生存数据远远优于西方单纯手术的ⅢA-N2 患者的生存数据,与新辅助治疗序贯根治手术的数据相当。虽然这些生存数据的比较是间接的,仍然可以提示先期手术后辅助化疗或放疗是中国ⅢA 期 NSCLC 患者可供选择的治疗方案,为未来ⅢA 期治疗模式探索提供了新的数据,值得开展前瞻性研究进行可行性验证。

近年来,肺内磨玻璃样结节(grass ground opacity,GGO)的发现率明显提高,引起医患的广泛关注。根据 Fleischner 放射学会及 IASLC 的共识,肺内多发 GGO 一般认为是多原发肺癌。北京大学人民医院王俊教授团队与北京大学 BIOPIC 中心白凡教授团队合作,利用二代测序技术从基因突变层面证实即使肺内纯磨玻璃样结节(pGGO)也可以发生转移。本研究于 2017 年 10 月份在线发表于英国胸科协会会刊《胸腔》[3]。在这项研究工作中,研究团队通过对来自同一病人肺内的多个 GGO 病灶分别进行全外显子测序,绘制了肺内 GGO 的突变频谱,同时探究了不同 GGO 病灶之间的演化关系。该研究发现,多发 GGO 患者中,同时存在多原发肺癌和肺内转移的情况,而且原发灶和转移灶均为 GGO 病变。该项研究的发现挑战了 GGO 不会发生转移和转移灶不会呈 GGO 形态的共识,对肺内多发 GGO 的性质判别和临床处理策略提供了新的视角。

随着肺小结节检出率的增加,肺小结节术中定位成为困扰胸外科医师的新难题,各式定位方法也层出不穷,各擅胜场。上海肺科医院陈昶教授团队研发的3D打印辅助小结节定位技术,利用Bio3D软件对患者胸部CT数据进行胸腔三维重建,并标注小结节及相关解剖标志、设计定位模型,利用3D打印技术打印立体胸廓模型。16例患者18个肺部小结节全部定位成功。研究成果发表于《胸心血管外科杂志》[4]。该项技术有可能成为未来肺内小结节精准定位重要辅助工具。

近年来临床上多原发肺癌的诊断比例逐渐增高,但目前的多原发肺癌的诊断标准多还基于40年前发表的Martini诊断标准或10年前ACCP修订的标准。北京大学人民医院团队回顾了96例根据目前的临床和病理标准诊断为多原发肺癌的患者,从临床和遗传学特点两个方面同时对不同类型的多原发肺癌进行了比较。该研究将患者根据实性成分比例分为3组,分析了生存及部分患者的各病灶的多基因检测结果。发现多原发肺癌各病灶驱动基因不一致性且手术切除的预后较好,表明多基因检测可以为鉴别原发和肺内转移提供帮助。本研究发表于美国心胸血管外科学会会刊《胸心血管外科杂志》[5],并配发了两篇评论。来自美国路易斯维尔大学胸外科Berkel教授认为,该研究呈现了一个独特的综合了影像、临床和遗传信息的分析方法,为多原发的诊断提供的新的支持。来自美国MD安德森癌症中心的Antonoff教授认为,研究结果与临床实践高度相关,解答了多灶肺癌的核心问题,并指明了未来研究的方向。

此外,在肺癌的微创外科方面,国内也做了一些探索,比如《外科学年鉴》接收的广州医科大学附属第一医院胸外科团队的机器人手术对比胸腔镜手术的荟萃分析[6],以及《胸心血管外科杂志》发表的北京大学人民医院胸外科团队关于进展期肺癌胸腔镜手术与开胸手术的匹配对比研究[7]。

二、内科研究进展

(一) 分子靶向治疗

既往二代EGFR小分子酪氨酸激酶抑制剂(Tyrosine kinase inhibitor,TKI)阿法替尼在与一代EGFR-TKI对比时并未显示出生存上的显著优势。2017年由广东省人民医院吴一龙教授牵头开展了一项新型二代EGFR抑制剂Dacomitinib对比吉非替尼一线治疗EGFR敏感突变患者的国际多中心、随机、对照的开放Ⅲ期临床研究(ARCHER1050)[8]。该研究旨在评估Dacomitinib对比吉非替尼一线治疗的疗效和安全性,主要研究结果发表在《柳叶刀 肿瘤》。该研究共入组452例患者,按1∶1随机分配给予Dacomitinib(227例)或吉非替尼(225例)治疗,根据IRC的评估,Dacomitinib组和吉非替尼组的中位PFS分别为14.7个月和9.2个月(HR 0.59,95%CI 0.47~0.74,$P<0.0001$),达到了主要研究终点。ITT人群中,Dacomitinib组和吉非替尼组的ORR分别为75%和70%,中位疗效持续时间分别位15.9个月和9.2个月(HR 0.55,95%CI 0.42~0.71,$P<0.0001$)。对于获得客观缓解的患者,Dacomitinib组的缓解持续时间显著长于吉非替尼组(HR=0.40,95%CI 0.31~0.53,$P<0.0001$)。至最后随访日期,患者的总生存数据尚未成熟,仅167例患者死亡,Dacomitinib组和吉非替尼组分别为76例(33%)和91例(40%)。安全性分析数据显示:两组患者发生任意级别的不良事件(Adverse event,AE)的患者分别为226例(>99%)和220例(98%)。Dacomitinib组最常见的AE为腹

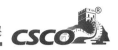

泻、甲沟炎、痤疮和口腔炎,吉非替尼组最常见的 AE 为腹泻、AST 升高、ALT 升高。两组主要的 3~4 度 AE 发生率对比:痤疮(14% vs. 0%)、腹泻(8% vs. 1%)、AST 升高(1% vs. 8%);两组患者任意原因的 4 度 AE 发生率相当,均为 2%。治疗相关的严重 AE(Serious AE,SAE)发生率,Dacomitinib 组为 9%,吉非替尼组为 4%。Dacomitinib 组的接受剂量调整的患者比例为 66%;而吉非替尼组仅为 8%。ARCHER1050 这一研究的结果支持 Dacomitinib 用于 EGFR 突变的晚期 NSCLC 一线治疗,为这类患者提供了一线的治疗选择。但是值得注意的是,Dacomitinib 达克替尼在安全性上的劣势将极大的限制其在一线治疗中的应用。此外,该研究排除了 CNS 转移患者的入组,因此 Dacomitinib 对 CNS 转移的疗效尚不明确,需进一步的临床研究证实。

T790M 突变是 EGFR-TKI 耐药后的主要继发耐药机制,约占 50%~60%,奥希替尼是克服这一耐药的有效药物。由香港中文大学莫树锦教授和广东省人民医院吴一龙教授牵头开展的 AURA3 是一项开放、随机、对照、Ⅲ期临床研究,在经 EGFR-TKI 治疗进展后的 EGFR T790M 突变阳性晚期 NSCLC 患者中,对比了接受奥希替尼与铂类联合培美曲塞双药化疗方案治疗的疗效与安全性。研究共纳入 419 例一线 EGFR-TKI 治疗失败并且经 Cobas 检测确认为 T790M 突变阳性的患者,按 2:1 的比例随机分配至接受奥希替尼或铂类联合培美曲塞化疗,主要研究终点为研究者评估的 PFS。结果显示,与双药化疗方案相比,奥希替尼能够显著提高客观缓解率(ORR)(71%vs.31%,P<0.001)和改善 PFS(10.1 个月 vs. 4.4 个月,HR 0.30,P<0.001)。奥希替尼对 CNS 转移也有较好的控制,较化疗组进展风险下降 68%,PFS 延长 4.3 个月(8.5 个月 vs.4.2 个月,HR 0.32)。安全性数据方面,≥3 级的治疗相关性不良事件(AE)的发生率在奥希替尼组为 6%(n=16),双药化疗组为 34%(n=46)。AURA3 研究的结果建立了 EGFR-TKI 失败后 T790M 突变患者的治疗标准,研究结果发表于《新英格兰医学杂志》[9]。基于该研究的结果,2017 年 3 月 22 日中国 CFDA 批准奥希替尼用于既往经 EGFR-TKI 治疗时或治疗后出现疾病进展、并且经检测确认存在 EGFR T790M 突变阳性的局部晚期或转移性 NSCLC 成人患者的治疗。

对于 EGFR 突变的无症状或症状轻微的脑转移患者,一代(吉非替尼、厄洛替尼和埃克替尼等)或二代(阿法替尼)EGFR-TKI 均具有一定的疗效,但缺乏与传统脑转移放疗"头对头"对比的前瞻性临床研究。广东省人民医院吴一龙教授牵头国内 17 家中心开展的 BRAIN 研究(CTONG1201)是一项多中心、开放、平行、随机、对照研究。针对 EGFR 敏感突变、并至少有三个脑转移病灶的 NSCLC 患者按 1:1 随机分配接受一线埃克替尼或全脑放疗(30 Gy/10Fx)± 全身化疗,主要研究终点为 ITT 人群的颅内 PFS。与全脑放疗 ± 化疗相比,埃克替尼显著改善了合并脑转移的 EGFR 基因敏感突变型晚期 NSCLC 患者的颅内 PFS(10.0 月 vs. 4.8 月,HR 0.56,P=0.014)和颅内 ORR(65% vs. 37%,P=0.001)。该项研究达到了主要研究终点,全文发表于《柳叶刀 呼吸病学》[10]。虽然该研究的设计存在一些争议和缺陷,例如选择全脑放疗作为对照对照组化疗不作为强制方案且脱落率偏高、未设立 EGFR-TKI 联合脑放疗组等,但 BRAIN 研究是国际上首个证实 EGFR-TKI 可作为 EGFR 敏感突变型脑转移一线治疗方案的前瞻性研究,具有很重要的启示作用,引起业内对 EGFR 突变脑转移治疗的关注。

ALK 阳性 NSCLC

二代 ALK 抑制剂艾乐替尼可用于治疗克唑替尼耐药的 ALK 融合基因阳性的晚期

NSCLC,但作为一线方案是否优于克唑替尼尚不明确。由香港中文大学莫树锦教授牵头的一项 Ⅲ 期开放、随机、对照临床研究（ALEX 研究），比较了艾乐替尼与克唑替尼一线治疗 ALK 阳性晚期 NSCLC 患者的疗效和安全性，结果发表于《新英格兰医学杂志》[11]。该研究纳入 303 例晚期 NSCLC 患者，按 1∶1 随机分配接受艾乐替尼或克唑替尼治疗，主要研究终点是研究者评估的 PFS，次要终点包括独立评审委员会评估的 PFS、中枢神经系统进展时间、客观反应率和总生存等。经过中位 17.6 个月（克唑替尼）和 18.6 个月（艾乐替尼）的随访期，艾乐替尼组由研究者评估的中位 PFS 尚未达到（95% CI 17.7 个月 - 未达到），克唑替尼组为 11.1 个月（95% CI 9.1-13.1 个月），疾病进展风险降低 53%（HR 0.47,95% CI 0.34-0.65,$P<0.0001$）。研究的次要终点之一，即由独立评审委员会评估的中位 PFS 得到了与主要终点一致的结果，艾乐替尼组为 25.7 个月（95%CI:19.9- 未达到），而克唑替尼组为 10.4 个月（95%CI 7.7~14.6 个月）（HR=0.50,95% CI 0.36~0.70,$P<0.0001$）。值得关注的是，艾乐替尼可将中枢神经系统（CNS）的疾病进展风险降低 84%（HR=0.16,95%CI 0.10~0.28,$P<0.0001$）。无论是否存在基线 CNS 转移，艾乐替尼治疗组的 12 个月累计 CNS 进展率仅为 9.4%（95%CI 5.4%~14.7%），而对照组为 41.4%（95%CI 33.2%~49.4%）。艾乐替尼的安全性数据与既往研究一致，3 至 5 级不良事件较克唑替尼更少（41% vs. 50%）。总体而言，艾乐替尼无论从 PFS、ORR 抑或安全性方面均优于克唑替尼，可以作为 ALK 阳性晚期 NSCLC 的一线标准治疗方案。从 ALEX 研究的数据看，艾乐替尼一线优于克唑替尼，但在全程化治疗管理的时代，对于 ALK 阳性的晚期 NSCLC 的最佳治疗策略尚不明确，一线即选择艾乐替尼，还是克唑替尼序贯艾乐替尼，孰优孰劣尚存争议，这也是未来的重要研究方向之一。

（二）化疗及免疫治疗

近年来肺癌分子靶向治疗和免疫治疗极大地改变了肺癌治疗策略，但经典的化疗仍然是肺癌综合治疗中不可或缺的手段。S-1 在消化系统肿瘤中已得到广泛应用，但在肺癌中仍处于探索阶段。香港中文大学莫树锦教授牵头的多中心 Ⅲ 期研究，比较了 S-1 和多西他赛作为二线或三线治疗晚期 NSCLC 的疗效和安全性，全文发表于《肿瘤学年鉴》[12]。研究共入组 1154 例患者，1∶1 随机分配至 S-1 组和多西他赛组。研究结果显示，S-1 组和多西他赛组在 OS（主要研究终点）、PFS（次要研究终点）均无显著差异，中位 OS 分别为 12.75 个月和 12.52 个月（HR 0.945,95% CI 0.833~1.073,$P=0.3818$）。两组的客观缓解率分别为 8.3% 和 9.9%。EORTC QLQ-C30 生活质量评价显示 S-1 组有显著改善。该项前瞻性研究证实 S-1 作为二线或三线化疗不劣于多西他赛，可用于经治晚期 NSCLC 的治疗。该项研究为乏善可陈的二线及以上化疗方案增加了新的治疗选择和高级别循证医学证据。

随着越来越多免疫检查点抑制剂的上市和研究数据的发表，免疫治疗已成为一种泛癌肿的治疗手段，在晚期 NSCLC 一线、二线治疗均占有一席之地。但由于目前 PD-1/PD-L1 单抗药物在我国未获得 CFDA 批准，因此 2017 年相关文献主要集中在基础 / 转化性研究和临床标志物方面的探索，尚缺乏有影响力的可以改变临床诊疗决策的研究结果发表。

三、放疗领域

放疗是肺癌根治性和姑息性治疗的重要手段。近年来随着放疗技术的不断进步，以及各种有效系统性治疗手段的不断涌现，放疗在肺癌治疗中的地位也不断发生着变化。中国医学科学院肿瘤医院、上海市胸科医院、温州大学第一附属医院等国内多家放疗中心在这方

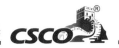

面做了相关工作,所得成果在 2017 年得以全文发表,总结入围的三篇代表性文章[13,14,15]。

局部晚期非小细胞肺癌(locally advanced-non small cell lung cancer,LA-NSCLC)的标准治疗策略是同步放化疗,与序贯化疗放疗相比,可显著延长患者的 PFS 和 OS[16],然而与放疗联用的最佳化疗方案国际上一直未有定论。目前同步放化疗中最为常用的两种方案是依托泊苷联合顺铂(EP)方案和卡铂联合紫杉醇的(PC)每周方案。前者应用早,欧洲较为常用,可全量与放疗联用,相对方便和经济,而后者在美国使用更为普遍。鉴于此,中国医学科学院肿瘤医院王绿化教授团队开展了一项随机对照Ⅲ期临床研究,旨在比较在ⅢA-NSCLC 同步化放疗中前述两方案的疗效。2007 年至 2011 年,共计 200 例患者进入随机,其中 191 例符合入组条件并完成相应治疗(EP 组 95 例,PC 组 96 例),中位随访时间 73 个月。EP 组的 3 年 OS 率明显高于 PC 组(41.1% vs. 26.0%,P=0.024);EP 组中位 OS 为 23.3 个月,比 PC 组延长 2.6 个月(HR 0.76,95%CI 0.55~1.05,P=0.095)。毒副作用方面,2 级及以上放射性肺炎发生率在 PC 组明显高于 EP 组(33.3% vs. 18.9%,P=0.036),而 EP 组 3 级及以上放射性食管炎发生率更高(20.0% vs. 6.3%,P=0.009)。基于以上结果,该研究推荐 EP 方案是同步放化疗的首选化疗方案,研究结果发表于《肿瘤学年鉴》[13]。该项研究不仅为同步放化疗的化疗方案选择提供了高级别的循证医学证据,所推荐的 EP 方案由于价格低廉,也可大大降低社会及家庭的经济负担。

脑转移是小细胞肺癌(small-cell lung cancer,SCLC)患者主要的复发模式,多项临床研究证实在有临床获益的广泛期和局限期 SCLC 患者中预防性脑放疗(prophylactic cranial irradiation,PCI)是标准治疗[17~22]。部分早期 SCLC 患者,尤其是Ⅰ期患者根治性手术治疗是有生存获益的。而对根治性手术后 SCLC 患者 PCI 是基于未行手术患者的临床研究,缺乏针对根治性手术后患者行 PCI 的数据。上海胸科医院的韩宝惠教授团队针对这临床问题进行了回顾性分析,研究结果发表于《胸部肿瘤学杂志》[14]。该研究回顾性分析了 2006 年 1 月至 2014 年 1 月在上海胸科医院接受了根治性手术的 349 例 SCLC 病例。其中有 115 例患者接受了 PCI 治疗,234 例未接受 PCI 治疗。结果显示,在病理Ⅱ期(HR 0.54,P=0.047)和病理Ⅲ期(HR 0.54,P=0.009)患者接受 PCI 治疗较未接受 PCI 治疗的患者显著延长 OS。对于病理Ⅲ期患者,未行 PCI 组颅脑复发转移风险明显高于 PCI 治疗组(P=0.018)。而对于病理Ⅰ期患者,两组间的 OS 和脑复发转移的发生率均无明显统计学差异。因此,该研究支持在术后Ⅱ/Ⅲ期小细胞肺癌患者进行全脑预防放疗,但不支持在Ⅰ期患者中进行预防照射。该项研究的性质虽为回顾性,但对 SCLC 术后是否行 PCI 给出了相对明确的结论,为开展前瞻性研究提供了较好的前期数据支持。

第三部分　总　结

在过去的 2017 年,中国学者在肺癌外科、内科、放疗等领域完成和发表了一批开创性新工作,既结合了中国患者的特点,又不乏国际大视野和科学发展的大局观,更可喜的是其中部分多中心 RCT 研究结果已经改写或者影响了肺癌治疗指南。多中心合作、基础临床结合、新技术、大数据已成为中国肺癌研究的常态。但同时,我们还要看到差距,在新兴领域,比如的肺癌的免疫检查点治疗,中国研究还未登场。突破"传统优势",遍地开花,全面出击,是每一个肺癌研究者、临床工作者对未来的期许和任务。

参 考 文 献

1. Wu Y L,Wang Q,Mao W M,et al. Gefitinib versus vinorelbine plus cisplatin as adjuvant treatment for stage Ⅱ-ⅢA(N1-N2)EGFR-mutant NSCLC(ADJUVANT/CTONG1104):a randomised,open-label,phase 3 study. Lancet Oncology,2018,19(1):139.

2. Zheng D,Ye T,Hu H,et al. Upfront surgery as first-line therapy in selected patients with stage ⅢA non-small cell lung cancer. J Thorac Cardiovasc Surg,2017,doi:10.1016/j.jtcvs.2017.10.075.[Epub ahead of print]

3. Li R,Li X,Xue R,et al. Early metastasis detected in patients with multifocal pulmonary ground-glass opacities (GGOs). Thorax,2018;73(3):290-292.

4. Zhang L,Li M,Li Z,et al. Three-dimensional printing of navigational template in localization of pulmonary nodule:A pilot study. J Thorac Cardiovasc Surg,2017,154(6):2113-2119.

5. Chen K, Chen W, Cai J,et al. Favorable prognosis and high discrepancy of genetic features in surgical patients with multiple primary lung cancers. J Thorac Cardiovasc Surg. 2018;155(1):371-379.

6. Liang H,Liang W,Zhao L,et al. Robotic Versus Video-assisted Lobectomy/Segmentectomy for Lung Cancer:A Meta-analysis. Annals of Surgery,2017.doi:10.1097/SLA.0000000000002346.[Epub ahead of print]

7. Chen K,Wang X,Yang F,Li J,Jiang G,Liu J,Wang J,Propensity-matched Comparison of Video-assisted Thoracoscopic with Thoracotomy Lobectomy for Locally Advanced Non-Small Cell Lung Cancer,J Thorac Cardiovasc Surg,2017;153:967-976.

8. Wu Y L,Cheng Y,Zhou X,et al. Dacomitinib versus gefitinib as first-line treatment for patients with EGFR-mutation-positive non-small-cell lung cancer(ARCHER 1050):a randomised,open-label,phase 3 trial. Lancet Oncol. 2017,18(11):1454-1466.

9. Mok T S,Wu Y,Ahn M,et al. Osimertinib or Platinum-Pemetrexed in EGFR T790M-Positive Lung Cancer[J]. N Engl J Med. 2017,376(7):629-640.

10. Yang J J,Zhou C,Huang Y,et al. Icotinib versus whole-brain irradiation in patients with EGFR-mutant non-small-cell lung cancer and multiple brain metastases(BRAIN):a multicentre,phase 3,open-label,parallel,randomised controlled trial[J]. Lancet Respir Med. 2017,5(9):707-716.

11. Peters S,Camidge D R,Shaw A T,et al. Alectinib versus Crizotinib in Untreated ALK-Positive Non-Small-Cell Lung Cancer[J]. N Engl J Med. 2017,377(9):829-838.

12. Nokihara H,Lu S,Mok T,et al. Randomized controlled trial of S-1 versus docetaxel in patients with non-small-cell lung cancer previously treated with platinum-based chemotherapy(East Asia S-1 Trial in Lung Cancer). Ann Oncol. 2017,28(11):2698-2706.

13. J. Liang,N. Bi,S. Wu,et al. Etoposide and cisplatin versus paclitaxel and carboplatin with concurrent thoracic radiotherapy in unresectable stage Ⅲ non-small cell lung cancer:a multicenter randomized phase Ⅲ trial. Ann Oncol. 2017,1;28(4):777-783.

14. Xu J,Yang H,Fu X,et al. Prophylactic Cranial Irradiation for Patients with Surgically Resected Small Cell Lung Cancer. J Thorac Oncol. 2017,12(2):347-353.

15. Deng X,Zheng Z,Lin B,et al. The efficacy and roles of combining temozolomide with whole brain radiotherapy in protection neurocognitive function and improvement quality of life of non-small-cell lung cancer patients with brain metastases. BMC Cancer. 2017,17(1):42.

16. Aupérin A,Le Péchoux C,Rolland E,et al. Meta-analysis of concomitant versus sequential radiochemotherapy in locally advanced non-small-cell lung cancer. J Clin Oncol. 2010,28(13):2181-2190.

17. Gregor A,Cull A,Stephens RJ,et al. Prophylactic cranial irradiation is indicated following complete response

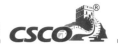

to induction therapy in small cell lung cancer: results of a multicentre randomised trial. United Kingdom Coordinating Committee for Cancer Research (UKCCCR) and the European Organization for Research and Treatment of Cancer (EORTC). Eur J Cancer 1997,33(11):1752-1758.

18. Ohonoshi T, Ueoka H, Kawahara S, et al. Comparative study of prophylactic cranial irradiation in patients with small cell lung cancer achieving a complete response: a long-term follow-up result. Lung Cancer 10(1-2):47-54.

19. Laplanche A, Monnet I, Santos-Miranda JA, et al. Controlled clinical trial of prophylactic cranial irradiation for patients with small-cell lung cancer in complete remission. Lung Cancer 21(3):193-201.

20. Arriagada R, Le Chevalier T, Riviere A, et al. Patterns of failure after prophylactic cranial irradiation in small-cell lung cancer: analysis of 505 randomized patients. Ann Oncol 13(5):748-754.

21. Meert AP, Paesmans M, Berghmans T, et al. Prophylactic cranial irradiation in small cell lung cancer: a systematic review of the literature with meta-analysis. BMC Cancer 2001;1:5.

22. Socha J, Kepka L. Prophylactic cranial irradiation for small-cell lung cancer: how, when and for whom? Expert Rev Anticancer Ther 2012,12(4):505-17. 23.Takei H, Kondo H, Miyaoka E, et al. Surgery for small cell lung cancer: a retrospective analysis of 243 patients from Japanese Lung Cancer Registry in 2004. J Thorac Oncol 9 (8):1140-1145.

中国临床肿瘤学结直肠癌年度研究进展

2017 年 1 月 ~2017 年 12 月

中国临床肿瘤学会(CSCO)青年专家委员会

编　　者　邓艳红[1]　顾艳宏[2]　李　健[3]　邱　萌[4]　张　睿[5]　朱　骥[6]

顾　　问　李　进[7]　徐瑞华[8]　沈　琳[3]　陈　功[8]

编者单位　1.中山大学附属第六医院;2.南京医科大学第一附属医院;3.北京大学肿瘤医院;
4.四川大学华西医院;5.辽宁省肿瘤医院;6.复旦大学附属肿瘤医院;7.同济大
学附属东方医院;8.中山大学附属肿瘤医院

第一部分　研究成果概要

2017 年 1 月 1 日至 2017 年 12 月 31 日由中国学者主要参与发表的、临床研究相关的结直肠癌领域文献共 2420 篇。

(一) 文章发表数量与杂志影响因子分析

对国内发表结直肠癌文献量前 20 名的杂志及其影响因子进行分析,中国研究文章主要集中发表于影响因子(IF)小于 5 分的杂志,其中 *Oncotarget* 和 *Oncology Letters* 发表文章数量最多。而在主流的 20 种杂志的文章情况见图 1,在 *Cell*、*Nature Medicine*、*Clinical Cancer Research*、*Gut*、*Annals of Oncology*、*Gastroenterology* 等杂志有一定产出;但临床研究高影响力的文章较少。

(二) 作者及研究机构的文章发表数量排名

统计文章发表量最多的 20 个研究机构(图 2),其中位居前 3 位的分别是中山大学、上海交通大学和复旦大学。而对于单个作者发表量最多的前 17 位,都比较平均,每个作者发表文章 6~8 篇(图 3)。

第二部分　研　究　进　展

CSCO 青委会肠癌组成员对所有入选文章进行整理分类,将 2017 年中国肠癌的研究分为 6 大类,分别是筛查、新辅助治疗、外科治疗、晚期治疗、疗效预测和预后、基础研究。下面将从以上 6 个方面,逐一详细介绍我国 2017 年肠癌研究的主要进展。

(一) 结直肠癌筛查

高危人群的筛查是结直肠癌预防的关键环节,常用的筛查方法包括粪便检查与内镜筛查。

由于与内镜检查相比具有无创性与便捷性,粪便的检查在结直肠癌的筛查中占据主要

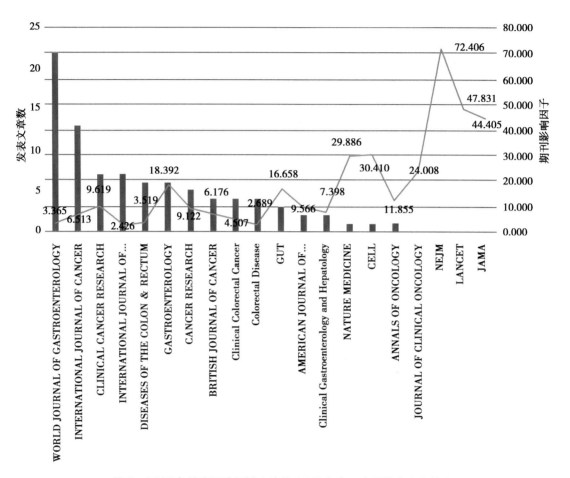

图 1   2017 年结直肠癌领域主流的 20 种杂志及中国发表文章数目

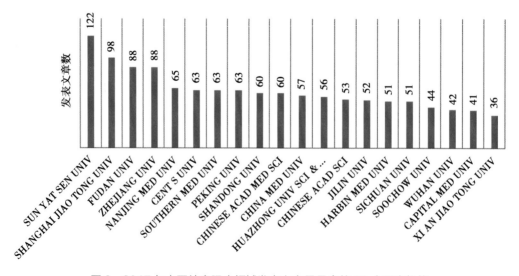

图 2   2017 年中国结直肠癌领域发表文章量最多的 20 个研究机构

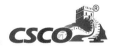

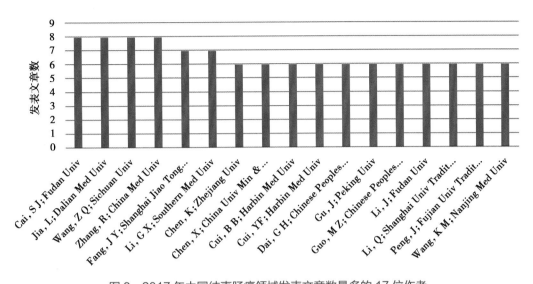

图 3　2017 年中国结直肠癌领域发表文章数最多的 17 位作者

的地位。近些年,肠道微生物环境与结肠癌的发生发展及免疫治疗相关性越来越受到重视,香港中文大学 Yu J 团队开展了首项在不同队列人群中结肠癌粪便标本的微生物环境基因组学(宏基因组)研究,除了已被确认相关性的具核梭杆菌(Fusobacterium nucleatum)与口炎消化链球菌(Peptostreptococcus stomatis)之外,再次证实包括微小微单胞菌(Parvimonas micra)、Solobacterium moorei 等 20 个基因标志与中国患者结肠癌发生具有相关性,并在丹麦人群中进行了 4 个标志的确认;由于这些基因在早期结肠癌中富集,因此利用粪便中基因检测早期诊断结肠癌具有良好的前景[1]。5- 甲基胞嘧啶(5-methylcytosine 5mC)与 5- 羟甲基胞嘧啶(5-hydroxymethylcytosine)因其与人类基因表达密切相关性、高度化学稳定性,可作为肿瘤诊断的理想标记。复旦大学生物医学研究所 Liu J 团队报告了 260 例以消化道肿瘤为主的实体瘤患者与 90 例健康人群的正常对照组织中,cfDNA 与基因组 DNA 的 5hmC 全基因组测序,证实特殊肿瘤亚组 cfDNA 中存在肿瘤相关的 5hmC,与传统的肿瘤标志及肿瘤组织的 5hmC 相比,以 5hmC 为基础的 cfDNA 标记可更好地预测结直肠癌与胃癌的发生[2]。

尽管存在侵入性检查的不足,但结肠镜依旧是筛查与诊断结直肠癌最为直接与有效的方式,而息肉的检出与处理对于结直肠癌的预防及早期干预至关重要,如何提高息肉的检出率一直是结直肠癌预防的主要课题之一,西京医院 Fan D 团队开展了多中心前瞻性研究评估水交换(water exchange)结肠镜技术对比传统的注气法(air insufflation)在息肉检出率方面的差异,结果显示水交换技术对比传统注气法显著提高了息肉检出率[3]。来自军事医学科学院的 Nong B 团队开展了多中心随机对照研究,评估了联动成像技术对比传统内镜在结直肠息肉检查效果的差异,显示联动成像技术对比传统结肠镜,息肉检出率增加了 24%,提示联动成像技术可有效改善肠道息肉检出率[4]。

(二)结直肠癌新辅助治疗

在直肠癌新辅助治疗领域,随着新辅助治疗的理念逐步深入,如何预测化放疗后的病理完全缓解成为研究热点。北京大学肿瘤医院的一项研究发表于 *Clinical Cancer Research*,以影像组学判别局部晚期直肠癌患者新辅助放化疗的病理完全缓解(pCR)。共纳入 222 例患者,所有患者在放化疗前后进行 T2 加权和弥散加权磁共振成像并提取 2252 个影像特征进行影像组学模型构建。结果显示影像组学模型具有良好的判别能力,并且在验证集队列中获得了高达 0.9756(95% CI 0.9185~0.9711)的 ROC 曲线下面积,说明模型校准良好。由此推断,作为一种无创预测病理完全缓解(pCR)的模型,影像组学在化放疗后非手术治疗策略中或将扮演重要角色[5]。

另一项由医科院肿瘤医院李宁等完成的以直肠腔内超声(ERUS)来预测直肠癌术前放化疗的疗效。纳入 41 例临床 Ⅱ/Ⅲ 期直肠癌患者。在化放疗前、化放疗中和化放疗后 6~8 周后分别进行 ERUS 检测,测量原发肿瘤最大直径。结果显示,放疗后与放疗前的肿瘤最大径比值能预测肿瘤完全缓解 pCR 和肿瘤退缩分级[6]。

而在新辅助治疗策略的选择上,国内学者也有数项研究报道。一项来自重庆大坪医院的研究报道了 32 例 T1N0、拒绝行手术或存在手术禁忌的低位直肠癌患者接受锎-252(Cf-252)腔内近距离放射治疗(ICBT)的 4 年结果。总剂量为 55~62Gy-eq/4f(13~16Gy-eq/f/wk)。所有患者均完成放疗并获得病灶完全消退,急性直肠毒性轻微。4 年局部控制率、总生存率,无病生存率和晚期并发症(>=G2)率分别为 96.9%,90.6%,87.5% 和 15.6%。没有发生严重的晚期并发症(>=G3)。该方法为低位 T1N0 直肠癌患者提供了括约肌保留的一种治疗策略[7]。

而北京大学肿瘤医院进行了一项 2 周放疗的新辅助放疗研究,共 377 例局部晚期(T3/T4 或淋巴结阳性)直肠腺癌接受术前 2 周的放疗(30 Gy/10Fx),5 年局部复发、远处转移、DFS 和 OS 率分别为 5.4%、29.0%、64.5% 和 75.6%。17 例(4.5%)达到病理完全缓解率。研究者认为,下一步如何将同步化疗引入该模式值得探讨[8]。

对于中高位直肠癌放疗能否获益也成为讨论的热点。福建省肿瘤医院将 2008-2014 年间 471 名单纯手术或新辅助放化疗(28 次 50.4 Gy)联合 FOLFOX/XELOX 的中高位直肠癌用倾向评分进行 1:1 匹配分析,共纳入 220 名患者。5 年总生存率、局部复发率、及远处转移率均相似。Cox 回归分析显示,环切缘(CRM)受累(OR=5.205,P=0.005)是局部复发的唯一危险因素。结论认为,除了 CRM 阳性的患者,其他中高位直肠癌可能并不是必需行新辅助化放疗[9]。

(三)结直肠癌外科治疗

新辅助治疗在局部晚期直肠癌的治疗中具有重要意义,但却不利于术后直肠功能的恢复,了解这些功能受损的信息有助于医生做出个体化治疗的决策。来自中山大学附属第六医院的一项研究评价了新辅助治疗及根治术后的直肠功能,并探讨了严重功能紊乱的预测因素。这项研究包括一部分横断面研究及一部分盆腔解剖特征的回顾性分析。入组的患者是 2012 至 2014 年在该院行新辅助放化疗或新辅助化疗的直肠癌患者,均完成了低位前切除根治术。使用直肠癌低位前切除综合征评分表评估直肠功能,用术前 MRI 评估新辅助治疗后的直肠壁厚度,闭孔内肌和肛提肌。结果共有 151 例患者入选,最终 142 例(94.0%)参加了该研究,中位入组时间为术后 19 个月。评估了 101 例患者(71.1%)的直肠功能,其中 44.4%(63/142)出现了严重的功能紊乱。排便功能失调主要包括排便急迫和排空障碍。回顾性分析发现,术前长程放疗(P<0.001)和低位直肠癌(P=0.002)是严重直肠功能紊乱的独立预后因素。低位直肠癌经放疗(OR=14.06,P<0.001)、直肠壁增厚(OR=11.09,P<0.001)能够显著增加出现严重功能紊乱的风险。该研究的结论认为直肠癌患者行低位前切术后,直

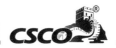

肠功能受损情况较为常见，严重的肠功能紊乱主要与术前长程放疗，肿瘤位于直肠下 1/3 有关；放疗后出现的直肠壁增厚是强烈的预测指标。关于术前治疗对直肠症状的损害，医生要与患者进行充分的沟通和知情，也是医生治疗决策的重要参考[10]。

有研究已经证实，腹部手术后早期肠内营养（EON）的治疗模式，可以加速胃肠功能的恢复，缩短住院时间和降低死亡率。但是，术后第一周肠内营养经常无法实施。来自昆明医科大学附属二院的一项研究探讨了早期肠内营养的模式以及耐受性。研究方法是将腹部手术的患者随机分成多模式 EON 组和传统治疗组，主要研究终点为首次排便时间，次要研究终点为将未感染患者率作为效力指数的治疗感染性并发症患者的成本效益比。结果共有 107 例患者加入该研究，两组的基线特征相似，在意向性分析中，多模式 EON 组患者术后第一周肠内营养治疗成功率显著高于传统治疗组（83.0% vs. 57.4%，$P=0.004$）。而首次排便时间，排气时间，肠鸣音恢复时间和术后肠梗阻时间，在多模式 EON 组都有缩短（$P<0.05$），住院时间也明显少于传统治疗组（8d vs. 10d，$P<0.001$）。在总治疗费用方面，多模式 EON 组要显著少于传统治疗组（$P<0.001$），多模式 EON 组和传统治疗组的效力指数相似，分别是 84.9% 和 79.9%（$P=0.475$），但成本效益比两组分别是 537.6 美元（506.1，589.3）和 637.8 美元（593.9，710.3）（$P<0.001$）。该研究发现腹部术后第一周给予肠内营养的治疗模式有效且易于耐受，能够减少住院时间并改善成本效益[11]。

肛提肌外腹会阴联合切除（ELAPR）挑战了传统的腹会阴联合切除（APR）的手术模式，然而其安全及有效性仍存在争议。来自上海交通大学瑞金医院的一项研究探讨了自创的腹腔镜下个体化经腹肛提肌横断法（LAPR-TILT）与传统的腹腔镜下 APR 手术（CLAPR）的差异。符合入选条件的患者被随机分为 CLAPR 组和 LAPR-TILT 组，本文评价了 185 例患者的术中情况、并发症、病理特征和泌尿生殖功能。结果 CLAPR 组患者为 93 例和 LAPR-TILT 组为 92 例，由于更快速的会阴切除，LAPR-TILT 组手术时间明显短于 CLAPR 组［137（101~175）min vs. 146（102~187）min，$P=0.03$］；与 CLAPR 组相比，LAPR-TILT 组肠穿孔的发生率明显减少（1.1% vs. 8.6%，$P=0.04$），环周切缘阳性率明显降低（1.1% vs. 10.8%，$P=0.01$），术后损伤并发症明显减少（5.4% vs. 16.2%，$P=0.02$）。中位随访 19 个月，CLAPR 组有 3 例复发（3.2%），而 LAPR-TILT 组没有出现复发。LAPR-TILT 组泌尿或生殖功能损伤的发生率也明显减少（LAPR-TILT vs. CLAPR，10.9% vs. 24.7% 及 17.4% vs. 38.7%）。作者认为，与 CLAPR 手术相比，LAPR-TILT 手术法不仅改善了环周切缘阳性率并降低了局部复发，也能减少泌尿生殖功能紊乱的发生，具有重要的临床价值[12]。

（四）晚期结直肠癌治疗

晚期结直肠癌临床部分，最重磅的研究是验证曲氟胸苷（TAS102）作为晚期结直肠癌三线治疗有效性的亚洲多中心Ⅲ期临床研究（TERRA 研究），文章于 2017 年末 JCO（IF 24.008）在线发表。此外，在过继性免疫细胞（嵌合抗原受体修饰 T 细胞，CAR-T）治疗和新型靶向药物开发等方面也有一些引人关注的亮点。

1. TERRA 研究

曲氟胸苷（TAS102）是由三氟胸苷和 tipiracil 构成新型复合型口服化疗药物，2015 年发表的欧美 RECOURSE 研究证明了对于既往所有标准治疗（至少两线化疗和靶向药物）均失败的转移性结直肠癌患者，TAS102 较安慰剂可明显延长患者总生存期（7.1 vs. 5.3m），并因此获得欧美国家的上市批准。为进一步验证 TAS102 在东亚患者中的有效性和安全性，由上海同济大学附属东方医院李进教授牵头、国内徐瑞华、沈琳、徐建明、潘宏铭等教授与韩国、泰国研究者一起共同开展了 TERRA 研究。该研究为多中心、随机、双盲、安慰剂对照Ⅲ期临床研究，其纳入标准与 RECOURSE 研究稍有不同，仅要求入组患者既往对所有标准化疗（氟尿嘧啶类、奥沙利铂、伊立替康）均失败或不耐受，无论是否接受过靶向治疗。主要研究终点为 OS。从 2013 年 12 月至 2015 年 6 月共纳入 406 例患者，按 2∶1 随机，271 例接受 TAS 102 治疗（35mg/㎡ bid,d1-5,d8-12,28 天一周期），135 例接受安慰剂。治疗组和安慰剂组患者 KRAS 突变率均为 63%，既往接受靶向治疗的比例分别为 45% 和 51%。有效性方面，治疗组与安慰剂组相比，死亡风险明显下降（HR 0.79,95%CI 0.62~0.99,*P*=0.035），中位 OS 分别为 7.8 个月（95%CI 7.1~8.8）和 7.1 个月（95%CI 5.9~8.2），中位 PFS 分别为 2 个月和 1.8 个月（HR 0.43,*P*<0.001），疾病控制率（DCR）分别为 44.1% 和 14.6%（*P*<0.001）。亚组分析除年龄外 TAS102 的获益不受 RAS 状态等因素影响。安全性方面，治疗和安慰剂两组不良反应（AEs）导致停药发生率分别为 10% 和 9.6%，治疗相关性严重 AEs（≥3 级）发生率两组无统计学差异，分别为 23.2% 和 23.7%，药物相关性严重 AEs 在两组发生率分别是 45.8% 和 10.4%，最常见为粒缺、白细胞减少和贫血。无治疗相关死亡事件发生。TERRA 研究表明，对于既往标准治疗失败或不耐受的亚洲 mCRC 患者来说，无论是否接受过靶向治疗，TAS-102 均能延长总生存期，安全性与既往报道类似。基于本验证研究的阳性结果，TAS-102 即将在中国上市，成为中国转移性结直肠癌标准三线治疗的选择之一[13]。

2. CAT-T 细胞治疗研究

CAR-T 细胞治疗在血液系统肿瘤中的巨大成功，也推动了其在实体瘤的研究热浪，第二代 CAR-T（如含共刺激因子 CD28）技术的成熟，大大增强了 CAR-T 细胞的增殖和杀伤能力，肿瘤抗原的特异性可以提高 CAR-T 细胞的有效性和减少脱靶效应的风险。CEA 作为消化道肿瘤常用的肿瘤标志物，也广泛表达于结直肠癌肿瘤组织中，因此成为结直肠癌 CAR-T 细胞治疗的常用靶点抗原，既往 CEA-CAR-T 细胞研究多采用局部灌注（如肝动脉灌注）途径并证明了安全性，在此基础上，第三军医大学西南医院钱程教授团队开展了一项经静脉输注 CEA-CAR-T 细胞治疗 CEA 表达阳性转移性结直肠癌的Ⅰ期剂量爬坡临床研究（NCT02349724），拟评估 5 个剂量级（DL）CEA-CAR-T 细胞治疗（1×10^5,5×10^5,1×10^6,1×10^7,1×10^8/CAR+/kg cells,）的安全性和有效性，结果发表于 *Molecular Therapy*（IF 6.688）。

该研究共纳入了 10 名至少经过一线系统治疗失败且具有至少一个可测量病灶的转移性结直肠癌患者，采用 3+3 的剂量爬坡方案，部分患者接受了两个剂量级 CAR-T 治疗。作者团队前期已有完备构建 CAR-T 的分子平台，并成功制备嵌合 CD28、靶向 CEA 的 CAR-T 细胞。所有入组患者细胞治疗前接受大剂量 CTX/fludarabine 的淋巴细胞清除化疗，然后分别接受不同剂量 CEA-CAR-T 细胞（流式细胞术检测）治疗共 3 天（按总细胞量的 10%,30%,60% 递增剂量输注），余 4 周内观察不良反应，第四周行 CEA、影像学评估疗效。结果显示，安全性方面，无患者发生 CAR-T 相关性严重不良反应；各剂量组患者基本都在治疗后 1 周内出现血 CRP 和 IL-6 单峰值，高剂量组（DL5）患者出现反复高热，NSAID 药物可处理，此外未观察到严重细胞因子释放综合征（CRS）；没有观察到严重脱靶效应，即使在高剂量组，也无肠炎发生，1 例发生肠穿孔，在穿孔部位组织内未检测出 CD3+ 细胞，考虑为肿瘤导致。疗效方面，9 名基线 CEA 异常患者中有 8 名的血 CEA 在治疗后出现下降；客观有效率采用 irRECIST 标准，7/10 获得 SD，2 例 SD 持续超过 30 周，DL4 组 1 例 MRI 显示肿瘤缩小。此外

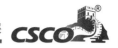

该研究还发现高剂量组（1×10^6~1×10^8）患者外周血和肿瘤组织内可检测到 CAR-T 细胞，但仅短暂存在于输注后数天内，且 CAR-T 细胞 DNA 拷贝数也较低。综上该研究证明了静脉输注 CEA-CAR-T 细胞治疗，即使在高剂量组也有很好的临床耐受性和安全性，在有限的病例样本中初步显示了短期有效性。在目前国内外药监部门对细胞免疫治疗严控监管的现状下，采用新药研究方法评估 CAR-T 细胞治疗将成为常态，期待后续有更大样本量的临床研究进一步探索 CAR-T 在实体瘤的长期疗效和安全性，以及疗效预测标志物[14]。

3. 新型分子靶向药物研究 新型抗肿瘤血管生成靶向药物在本年度独领风骚，包括中国原研药物 - 呋喹替尼（fruquintinib）和已在欧美上市的雷姆单抗（Ramucirumab）。

呋喹替尼是和记黄埔研发的新型抗 VEGFR-1,2,3 的酪氨酸激酶抑制剂，在纳入多种实体瘤的 I 期研究中显示了安全性和潜在抗肿瘤活性。上海同济大学附属东方医院的李进教授和中山肿瘤防治中心的徐瑞华教授牵头了一项呋喹替尼三线治疗晚期结直肠癌的 I b 单臂 / II 期随机、安慰剂对照临床研究，结果发表于 *Journal of Hematology & Oncology*（IF 6.35）。两个研究给药方案均为 fruquintinib 5mg/ 天服 3 周休 1 周，每 4 周为 1 疗程。I b 期研究（试验注册号 NCT01975077）于 2012 年 12 月至 2014 年 1 月共纳入 24 例患者，66.7% 患者至少接受了 4 周期治疗，47% 患者需要减停药物，中位 PFS 5.80 个月，OS 8.88 个月。在 I b 期研究显示了初步有效性和安全性的基础上，II 期拟观察呋喹替尼对比安慰剂三线治疗晚期结直肠癌的疗效和安全性（试验注册号 NCT02196688），按 2：1 随机分配，最终共纳入 71 例患者（呋喹替尼组 47 例，安慰剂 24 例），主要研究终点为 PFS。结果显示呋喹替尼组 ORR 为 2.1%，较安慰剂组明显延长了 PFS（4.73 月 vs. 0.99 月，*P*<0.001 ）和 DCR（68.1% vs. 20.8%，*P*<0.001），但两组 OS 没有统计学差异（7.72 vs. 5.52 月，*P*=0.29）。I b 和 II 期研究有相似的不良反应谱，最常见的严重不良反应（>5%）为高血压和手足综合征。呋喹替尼 III 期验证性随机对照研究（FRESCO）的结果已在 2017 年 ASCO 会议上进行了口头报告，期待其全文的正式发表，未来呋喹替尼必将成为晚期肠癌三线治疗新选择之一[15]。

雷姆单抗是利来公司研发的特异拮抗 VEGFR-2 的单克隆抗体，美国 FDA 已批准用于晚期胃癌的二、三线治疗和晚期结直肠癌的二线治疗。然而，此药在中国患者中的耐受性、安全性和药代动力学特点尚不清楚。同样由李进教授牵头，在经常规或标准治疗均失败的中国晚期实体瘤患者中开展了一项雷姆单抗 I 期剂量爬坡试验，结果发表于 *Oncologists*（IF 4.962）。该研究按照 3+3 剂量爬坡设计，在 3 个剂量组（6,8,10mg/kg/2w）分别纳入 6,10,12 例患者，包括肠癌、胃癌、乳腺癌、头颈肿瘤及其他，8mg 和 10mg 剂量组各有 1 例发生剂量限制性毒性（蛋白尿和 ALT 升高），MTD（最大耐受剂量）未达到。所有患者均发生治疗相关性不良事件，53.6% 患者发生 3 级及以上毒性反应，最常见的是高血压、乏力、蛋白尿和肝酶异常。28 例患者中无 CR/PR，64.3% 达 SD，SD 持续时间为 5.5m，中位 TTP 为 3.38 月。中国患者的终末清除半衰期为 6~10 天，总体清除率和稳态体积分布与既往欧美人群相似。作者认为雷姆单抗在中国患者中的安全性、药代动力学学与既往研究基本一致，支持其在中国患者中进一步开展研究[16]。

（五）结直肠癌疗效预测和预后

靶向药物的出现显著改善了晚期结直肠癌患者的生存，特别是 RAS 野生型的左半结直肠癌，如果使用西妥昔单抗最长生存期可以达到 30 个月以上。但是，西妥昔单抗在使用过程中可以发生获得性耐药，这一点限制了它的临床使用。目前认为 KRAS 突变是西妥昔单抗获得性耐药的主要驱动因素。但是,在大多数对西妥昔单抗有反应的患者中,即使没有检测到 RAS 突变,也会出现西妥昔单抗的获得性耐药。而 EGFR 信号传导途径下游其他基因在获得性耐药中的潜在作用仍不清楚。北京军事医学科学院附属医院肿瘤中心徐建明教授主导的研究团队设计了一种创新性的策略,通过对西妥昔单抗获得性耐药的转移性结直肠癌患者治疗前和治疗期间血浆样本循环肿瘤 DNA(circulating tumor DNA,ctDNA)进行测序,筛选出治疗开始时处于极低的等位基因分数但在治疗期间突变频率增加的且与西妥昔单抗耐药相关的低频候选突变,并在细胞层面验证突变基因所导致的功能性改变。研究结果发现 PIK3CA 外显子 19 的五种新突变(p.K944N,p.F930S,p.V955G,p.V955I,p.K966E)会导致西妥昔单抗的获得性耐药,且体外细胞功能实验表明:使用西妥昔单抗时 PIK3CA 突变会促进细胞的活力。此外,对纳入的 59 名获得性耐药患者的进一步分析发现,血浆 ctDNA 中检测到 PIK3CA 或 RAS 突变的患者 PFS 明显低于无突变患者。因此,PIK3CA 和 RAS 突变可能可以用于预测患者预后以及对于西妥昔单抗的获得性耐药性,而 PIK3CA 抑制剂与抗 EGFR 抗体联合治疗可能会使转移性结直肠癌患者获益[17]。

在转移性结直肠癌的治疗中,评估患者早期药物疗效是非常重要的。目前,评估药物疗效最普遍的方法是根据影像学标准测量肿瘤直径的连续性变化,如 RECIST 标准,但是这种方法要求患者至少完成几个周期的化疗。香港中文大学 Ma 等利用循环肿瘤细胞计数(circulating tumor cells,CTCs)及 PET/CT 评估接受一线化疗方案的转移性结直肠癌患者的早期药物疗效。符合入组条件的患者在化疗开始前和开始化疗后 4-6 周行 PET/CT 和 CTC 检查,然后在化疗后 10~12 周进行 CT 扫描,并利用 RECIST 进行药物反应的评估。(早期应答需同时符合 PET/CT 靶病灶的最大标准摄取值下降 30% 和 CTC<3 细胞 /7.5ml 血液。)对入组的 84 名结直肠癌患者的随访结果表明,根据 PET/CT 和 CTC 分析评估结直肠癌患者对于药物早期应答与否与无进展生存期(progression-free survival,PFS)独立相关(HR=0.452,95% CI 0.267~0.765)。早期应答患者的中位 PFS 为 7.41 个月(95% CI 6.05~9.11),而无早期应答的患者为 5.37 个月(95% CI 4.68~6.24)。10 周后的 RECIST 评估与总生存期(overall survival,OS)相关(HR=0.484,95% CI 0.275~0.852)。因此,PET/CT 和 CTC 分析被认为可以作为评估早期药物疗效的工具,用来评估移性结直肠癌的一线化疗患者早期药物疗效及预后[18]。

MicroRNAs(miRNA)是小的单链非编码 RNAs(通常大小为 19-22 个核苷酸),可以调节多种生物学功能,在大多数癌症中异常表达。大量已发表的研究表明 miRNA 在包括结直肠癌在内的各种癌症的发展中起关键作用。特定的 miRNA 与结直肠癌的发病机制相关,可以作为结直肠癌患者诊断、预后和转移预测的生物标志物。上海同济大学第十人民医院临床实验室及病理科通过对于 miR-7 的研究发现一个新的环状 RNA——ciRS-7-A,可用于预测结直肠癌的预后以及作为结直肠癌治疗的潜在靶点。在结直肠癌中,miR-7 作为一个肿瘤抑制因子可以调节结直肠癌的几个重要驱动因子的表达,它表达水平下降会导致患者预后不良。ciRS-7 是 miR-7 的竞争性内源性 RNA(competing endogenous RNAs,ceRNA),并可以通过影响 miR-7 的活性而与结直肠癌的发生发展相关。研究者检测了 153 例原发性结直肠癌组织与 44 例匹配的正常黏膜组织中 ciRS-7 的表达水平并进行了进一步分析,结果显示:ciRS-7 在结直肠癌组织中的表达水平显著高于正常粘膜组织(P=0.0018),且其过度表达与患者预后不良有关。随后细胞水平的研究发现,ciRS-7 在 HCT116 和 HT29 细胞中的过度表达会引起 miR-7 的表达障碍并导致更具侵袭性的肿瘤基因表型,且 ciRS-7 的过度表达会抑

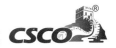

制 miR-7 的表达并随后激活癌基因 EGFR 和 RAF1。因此,环状 RNA ciRS-7 可作为评估结直肠癌患者预后的生物标志物,且有可能作为降低结直肠癌患者 EGFR-RAF1 活性的治疗靶点[19]。

近年来,免疫检查点抑制剂在高微卫星不稳定型(MSI-H)转移性结直肠癌患者中显示出卓越的疗效,为结直肠癌患者带来了新的希望。PD-L1 和 PD-L2 是免疫检查点 PD-1 的两个主要配体,现有研究表明 PD-L1 和 PD-L2 可以用于预测结直肠癌患者的预后。PD-L1 只在 12% 结直肠癌患者中表达,而上海交通大学仁济医院的研究证明 PD-L2 大约在 40% 结直肠癌患者中表达,且 PD-L2 的表达与结直肠癌患者预后不良独立相关。该研究通过检测 124 名结直肠癌患者 PD-L2 的表达,并利用他们 10 年的生存数据,发现肿瘤细胞 PD-L2 过表达与较差的总生存期(overall survival,OS)存在显著的相关性(46.3 vs. 69.1 个月,$P=0.0004$)。多因素分析中,该相关性仍存在(HR 2.778,95%CI 1.668~4.627,$P<0.0001$)。利用结直肠癌患者资料数据库验证,也获得类似的结果。蛋白免疫印迹法显示了 IFN γ 能诱导结直肠癌肿瘤细胞表达 PD-L2,并且两种基因的 mRNA 水平在结直肠癌组织样本中有显著的相关性。使用衣霉素抑制糖基化反应引起 PD-L2 分子质量的变化,并使 PD-L2 蛋白表达显著减少。因此,在 IFN-γ 和糖基化反应的调控下,结直肠癌肿瘤细胞 PD-L2 的过度表达与结肠直肠癌患者预后不良相关[20]。

Ⅰ期和Ⅱ期结直肠癌患者的标准治疗方案是根治性手术治疗,但是对于Ⅱ期患者,12%~20% 的患者在根治性手术后 5 年内会出现复发。目前,辅助化疗推荐用于存在高复发风险(如低组织学分化、血管或者淋巴侵犯、神经束侵犯、术中清扫的淋巴结数目 <12、术前肠梗阻等)的Ⅱ期结直肠癌患者;新辅助化疗推荐用于肿瘤侵犯深度 >5mm 的ⅡB 和ⅡC 期结直肠癌患者。但是ⅡA 期结直肠癌患者是否应该接受辅助或者新辅助化疗仍不清楚。中山大学附属第六医院结直肠外科黄军等人通过研究 18F-FDG-PET/CT 肿瘤 - 肝吸收比(tumor-to-liver uptake ratio,TLR)在结直肠癌中的预后价值,发现 TLR 的升高预示接受根治性手术治疗的ⅡA 期结直肠癌患者预后不良,可能可以作为一种潜在的放射学指标帮助临床医生判断ⅡA 期结直肠癌患者的治疗方案。该研究纳入 118 名只接受根治性手术治疗并于术前接受 ^{18}F-FDG-PET/CT 扫描的ⅡA 期结直肠癌患者,回顾性分析结果显示,利用 TLR 预测ⅡA 期结直肠癌复发风险要优于最大标准化摄取值(the maximum standardized uptake value,SUVmax)。TLR 的最佳临界值为 6.2。单因素分析表明,TLR、肿瘤大小和淋巴血管 / 神经侵犯与患者的无病生存期(disease-free survival,DFS)($P=0.001$,$P=0.002$,$P=0.001$)和总生存期(overall survival,OS)($P=0.001$,$P=0.003$,$P<0.001$)相关。ⅡA 期结直肠癌患者中,低 TLR(TLR<6.2)患者的一年、三年、五年无病生存率分别是 98.4%,96.9%,96.9%,而 TLR 升高(TLR>6.2)的患者的则分别为 77.8%,60.6%,60.6%;低 TLR 患者的 1 年、3 年、5 年总体生存率为 100%,100%,98.3%,而 TLR 升高的患者的则为 98.1%,83.3%,74.3%。COX 回归分析表明 TLR 升高(TLR>6.2;HR 3.109~57.463,$P<0.001$)、肿瘤大小(>4.4 cm,HR 1.636~19.155,$P=0.006$)是 DFS 的独立危险因素。同时,TLR 升高(TLR>6.2,HR 1.398~84.945,$P=0.023$)和淋巴脉管 / 神经侵犯(阳性,HR 1.278~12.777,$P=0.017$)是 OS 的独立危险因素[21]。

(六)结直肠癌基础研究

越来越多研究认为肠道微生物群与结直肠癌发生发展相关,上海交通大学的房静远教授团队研究了肠道微生物对结直肠癌患者化疗耐药的影响发表在 Cell 上。研究发现在化疗后复发的结直肠癌患者组织中富含核梭杆菌(Fusobacterium nucleatum),并与患者临床病理特征相关,生物信息学和功能研究表明核梭杆菌促进结直肠癌对化疗的耐药。核梭杆菌含量高是结直肠癌预后不良的独立预测因子,可用于预测临床结果。其预测值与 AJCC 分期的预测值相当。该研究还进行了机制上的探索,发现核梭杆菌激活 TLR4 和 MYD88 先天免疫信号和特定的 microRNAs,促进自噬途径和改变大肠癌细胞对化疗的敏感性。提示,未来在核梭杆菌含量高的结直肠癌患者可能可以考虑抗核梭杆菌治疗联合化疗的组合治疗[22]。肠道微生物群改变不仅与结直肠癌耐药有关,而且与结直肠癌的发生相关。北京军区总医院的学者研究了来自 CRC 患者的粪便是否可以直接诱导小鼠的结直肠癌发生。发现常规小鼠接受 CRC 患者粪便灌胃后发生高级别不典型增生($P<0.05$)和肉眼可见的息肉($P<0.01$)比例明显高于健康成人粪便灌胃的小鼠。而无菌小鼠接受 CRC 患者粪便喂养后,结肠细胞增殖(Ki-67 阳性)比例高于对照组($P<0.05$)。CRC 患者粪便喂养的小鼠的粪便中含有不同的微生物组合,其微生物的丰富性较低、调节炎症的细胞因子的表达增加,Th1 细胞(2.25% 对 0.44%)和 Th17 细胞(2.08% 对 0.31%)(均为 $P<.05$)比例较高。该研究进一步为肠道菌群改变与结直肠癌发生相关提供证据,同时提示肠癌患者菌群治疗的可能性,该研究发表在 _Gastroenterology_[23]。

抗表皮生长因子受体抗体西妥昔单抗是转移性结直肠癌重要的靶向药物,该受体下游 RAS 基因突变所致的原发和继发耐药是抗表皮生长因子受体(EGFR)治疗有效的主要障碍。西京医院研究者参与研究发现,在已知的与西妥昔单抗耐药有关的基因缺失的情况下,长链非编码 RNA MIR100HG 和两种嵌入的 miRNA(miR-100 和 miR-125b)过表达可以引起癌细胞产生针对西妥昔单抗的耐药性。而且在西妥昔单抗耐药的结直肠癌和头颈部鳞状细胞癌细胞系以及在西妥昔单抗治疗进展的结直肠癌患者的肿瘤中也观察到 MIR100HG,miR-100 和 miR-125b 的过表达。miR-100 和 miR-125b 协同抑制 5 个 Wnt/β-catenin 负调节因子,导致 Wnt 信号增加,而在西妥昔单抗耐药细胞中的 Wnt 通路抑制恢复了西妥昔单抗的反应性。这些发现阐明了西妥昔单抗耐药的临床合理的表观遗传原因,可能为临床进一步筛选西妥昔单抗治疗敏感患者以及减少西妥昔单抗耐药提供方向,文章发表在 _Nature Medicine_[24]。

在耐药机制的研究上,还有来自滨州医科大学医院主导的多药耐药的研究,该团队发现耐药性结肠癌细胞和肿瘤 M2 巨噬细胞都高度表达两种营养转运体,即:富含半胱氨酸的酸性分泌蛋白(SPARC)和甘露糖受体(MR)。通过靶向 SPARC 和 MR,可以同时作用于癌细胞和 M2 巨噬细胞。因此研究者开发了一种甘露糖化白蛋白纳米颗粒包含不同药物成分,即双硫仑/铜复合物(DSF/Cu)和瑞格菲尼(Rego)。结果发现,DSF/Cu 和(Rego)的联合治疗有效抑制了耐药性结肠肿瘤的生长,显著提高了携带肿瘤耐药性动物模型的治疗效果。其治疗机制涉及增强细胞凋亡,细胞内 ROS 的上调,抗血管生成和肿瘤相关巨噬细胞"再教育"。该策略的特征在于通过仿生协同输送一种新的药物组合双重靶向和同时作用于癌细胞和 M2 巨噬细胞。虽然目前尚未用于临床,但此研究提供了肿瘤耐药治疗的新的方向,一种纳米颗粒包含不同药物,作用于肿瘤细胞和周围微环境,有望可能推向临床应用[25]。

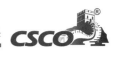

附表 2017年中国结直肠癌领域重要研究

作者	研究机构	研究概要	出版刊物	影响因子	临床实践意义	证据等级	点评
李进*	同济大学附属东方医院	Trifluridine/Tipiracil (TAS-102)亚洲复发难治或化疗耐药 mCRC 患者可显著获益	JCO	24.008	为 TAS102 作为肠癌的三线药物在中国上市奠定了基础	I	TERRA 研究尽管并不是曲氟胸苷(TAS102)这个药物的首个研究,这个研究的意义重大。一方面,这个研究为 TAS102 晚期结直肠癌三线治疗增加了中国人群证据,并为这个药物在中国的上市奠定了夯实的临床基础。另一方面,这个研究是中国牵头的全球多中心研究,尽管中心只是涵盖韩国和泰国,既体现了亚洲数据,也体现了中国研究者作为全球 PI 的崛起
田捷*孙应实*刘振宇张晓燕史燕杰	自动化研究所+中国科学院大学;北京大学肿瘤医院	局部进展期直肠癌新辅助放化疗后的病理完全缓解的影像学分析	Clinical cancer research	9.619	为直肠癌新辅助治疗后的准确评估奠定了基础	II	直肠癌放化疗后疗效评估一直是个临床的难点,目前通过常规的磁共振参数如 T2 和 DWI,报告的 cCR 与 pCR 的吻合度不到 50%,该研究通过 2000 多个参数的影像组学建立的模型,预测的准确率高达 97.56%,大大提高了预测的效能,为临床治疗决策提供了更加精准的信息

*通讯作者

参 考 文 献

1. Yu, J., et al., Metagenomic analysis of faecal microbiome as a tool towards targeted non-invasive biomarkers for colorectal cancer. Gut, 2016. 66(1): p. 70-78.

2. Li, W., et al., 5-Hydroxymethylcytosine signatures in circulating cell-free DNA as diagnostic biomarkers for human cancers. 2017. 27(10): p. 1243-1257.

3. Jia, H., et al., Water Exchange Method Significantly Improves Adenoma Detection Rate: A Multicenter, Randomized Controlled Trial. Am J Gastroenterol, 2017. 112(4): p. 568-576.

4. Min, M., et al., Comparison of linked color imaging and white-light colonoscopy for detection of colorectal polyps: a multicenter, randomized, crossover trial. Gastrointest Endosc, 2017. 86(4): p. 724-730.

5. Liu, Z., et al., Radiomics Analysis for Evaluation of Pathological Complete Response to Neoadjuvant Chemoradiotherapy in Locally Advanced Rectal Cancer. Clinical Cancer Research, 2017. 23(23): p. 7253-7262.

6. Li, N., et al., Use of sequential endorectal US to predict the tumor response of preoperative chemoradiotherapy in rectal cancer. Gastrointestinal Endoscopy, 2017. 85(3): p. 669-674.

7. Xiong, Y., et al., Californium-252 neutron intracavity brachytherapy alone for T1N0 low-lying rectal adenocarcinoma: A definitive anal sphincter-preserving radiotherapy. Scientific Reports, 2017. 7: p. 40619.

8. Zhu, X., et al., Two-week Course of Preoperative Radiotherapy for Locally Advanced Rectal Adenocarcinoma. American Journal of Clinical Oncology, 2017. 40(3): p. 266-273.

9. Zhang, Y., et al., Is neoadjuvant chemoradiotherapy always necessary for mid/high local advanced rectal cancer: A comparative analysis after propensity score matching. European Journal of Surgical Oncology(EJSO), 2017. 43(8): p. 1440-1446.

10. Qin, Q., et al., Bowel Dysfunction After Low Anterior Resection With Neoadjuvant Chemoradiotherapy or Chemotherapy Alone for Rectal Cancer. Diseases of the Colon & Rectum, 2017. 60(7): p. 697-705.

11. Sun, D., et al., Comparison of multi-modal early oral nutrition for the tolerance of oral nutrition with conventional care after major abdominal surgery: a prospective, randomized, single-blind trial. Nutrition Journal, 2017. 16(1).

12. Feng, B., et al., Laparoscopic abdominoperineal excision with trans-abdominal individualized levator transection: interim analysis of a randomized controlled trial. Colorectal Disease, 2017. 19(7): p. O246-O252.

13. Xu, J., et al., Results of a Randomized, Double-Blind, Placebo-Controlled, Phase Ⅲ Trial of Trifluridine/Tipiracil(TAS-102) Monotherapy in Asian Patients With Previously Treated Metastatic Colorectal Cancer: The TERRA Study. J Clin Oncol, 2018. 36(4): p. 350-358.

14. Zhang, C., et al., Phase I Escalating-Dose Trial of CAR-T Therapy Targeting CEA+ Metastatic Colorectal Cancers. Molecular Therapy, 2017. 25(5): p. 1248-1258.

15. Xu, R.H., et al., Safety and efficacy of fruquintinib in patients with previously treated metastatic colorectal cancer: a phase Ib study and a randomized double-blind phase Ⅱ study. J Hematol Oncol, 2017. 10(1): p. 22.

16. Cao, J., et al., Phase I Dose-Escalation Study of Ramucirumab in Chinese Patients with Advanced Solid Tumors. The Oncologist, 2017. 22(6): p. 638-e56.

17. Xu, J., et al., PIK3CA Mutations Contribute to Acquired Cetuximab Resistance in Patients with Metastatic Colorectal Cancer. Clinical Cancer Research, 2017. 23(16): p. 4602-4616.

18. Ma, B., et al., Identifying an early indicator of drug efficacy in patients with metastatic colorectal cancer——a prospective evaluation of circulating tumor cells, 18F-fluorodeoxyglucose positron-emission tomography and the RECIST criteria. Annals of Oncology, 2017. 28(7): p. 1576-1581.

19. Weng, W., et al., Circular RNA ciRS-7——A Promising Prognostic Biomarker and a Potential Therapeutic Target in Colorectal Cancer. Clinical Cancer Research, 2017. 23(14): p. 3918-3928.

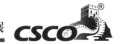
20. Wang, H., et al., PD-L2 expression in colorectal cancer: Independent prognostic effect and targetability by deglycosylation. Oncoimmunology, 2017. 6 (7): p. e1327494.

21. Huang, J., et al., Elevated tumor-to-liver uptake ratio (TLR) from 18F-FDG-PET/CT predicts poor prognosis in stage ⅡA colorectal cancer following curative resection. European Journal of Nuclear Medicine and Molecular Imaging, 2017. 44 (12): p. 1958-1968.

22. Yu, T., et al., Fusobacterium nucleatum Promotes Chemoresistance to Colorectal Cancer by Modulating Autophagy. Cell, 2017. 170 (3): p. 548-563.e16.

23. Wong, S.H., et al., Gavage of Fecal Samples From Patients With Colorectal Cancer Promotes Intestinal Carcinogenesis in Germ-Free and Conventional Mice. Gastroenterology, 2017. 153 (6): p. 1621-1633.e6.

24. Lu, Y., et al., lncRNA MIR100HG-derived miR-100 and miR-125b mediate cetuximab resistance via Wnt/β-catenin signaling. Nature Medicine, 2017.

25. Zhao, P., et al., Dual-Targeting to Cancer Cells and M2 Macrophages via Biomimetic Delivery of Mannosylated Albumin Nanoparticles for Drug-Resistant Cancer Therapy. Advanced Functional Materials, 2017. 27 (44): p. 1700403.

中国临床肿瘤学胃癌年度研究进展

2017 年 1 月 ~2017 年 12 月

中国临床肿瘤学会(CSCO)青年专家委员会

编　者　张小田[1]　张　俊[2]　王　畅[3]　曲秀娟[4]　石　燕[5]　陈晓锋[6]　邱　红[7]　邱兴烽[8]　夏　鹏[9]

顾　问　沈　琳[1]　徐瑞华[10]　李　进[11]

编者单位　1.北京大学肿瘤医院;2.上海交通大学医学院附属瑞金医院;3.吉林大学附属第一医院;4.中国医科大学附属第一医院;5.中国人民解放军总医院;6.江苏省人民医院;7.华中科技大学同济医学院附属同济医院;8.厦门大学附属中山医院;9.西安交通大学医学院第一附属医院;10.中山大学附属肿瘤医院;11.上海市东方医院

前　言

我国是胃癌的高发高死亡地区,占全球发病人数的 47%,且无论发病率还是死亡率均占所有癌种的第二位,严重威胁人民的健康与生命。积极探索胃癌发生发展机制,为临床提供有效精准的诊断方法、治疗靶点以及研究高效低毒的药物,从而提高胃癌的早诊早治,延长患者的生存,这是我国学者不断为之努力的方向,并且为此展开了大量的工作,也取得了一定的成果,近年来在世界顶级学术会议上越来越多地发出中国好声音。

由中国临床肿瘤学会(CSCO)青年专家委员会胃癌组负责,在北京大学第一医院图书馆、科瑞唯安和《中国医学论坛报》的协助下,对 2017 年 1 月 1 日至 2017 年 12 月 31 日我国临床肿瘤学胃癌年度进展进行了梳理,总结如下。

第一部分　研究成果概要

(一) 文章发表数量与杂志影响因子分析

2017 年 1 月 1 日至 2017 年 12 月 31 日由中国学者主要参与发表的、临床研究相关的胃癌领域 SCI 文献共 1838 篇。中国研究者文章主要集中发表于影响因子小于 5 分的杂志,发表文章数量前三的期刊分别是:*Oncotarget*,*Oncol letters*,和 *Int J Clin Exp Med*。进一步分析 20 种胃癌领域重点及较高影响力杂志的发表情况,今年中国学者发表文章的数量较少,波峰主要集中在 *Oncogene*,*Cancer Res* 和 *Int J Cancer*,在 *Gut*,*Gastroenterology* 等高水平杂志上也有文章发表,但内容主要集中在流行病学和基础研究领域,而在 *J Clin Oncol*,*New Engl J Med*,*Lancet* 和 *JAMA* 等顶尖水平杂志中,我国的胃癌研究尚处空白(图 1)。与去年胃癌领域

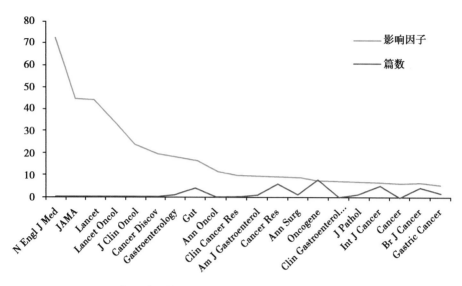

图 1　2017 年胃癌领域 20 种重点杂志影响因子和发表胃癌文章数量

论文发表情况相似,尽管中国是世界胃癌大国,但中国胃癌研究的整体水平仍有待提高,特别是研究者对胃癌临床研究的关注度仍有较大提升空间,偶有高水平的胃癌领域文章也多为基础或转化研究。这提示我们在开展基础和转化研究的同时,应该注重对临床研究的深度关注,充分利用中国胃癌大样本的优势,有针对性的开展胃癌领域的高质量的临床研究,为胃癌研究进展提供更高级别的证据。

(二)作者及研究机构的文章发表数量排名

图 2 为 2017 年度在中国胃癌研究领域统计文章发表量最多的前 15 名作者,前 2 位分别为福建医科大学附属协和医院黄昌明教授和中国人民解放军总医院陈凛教授,南方医科

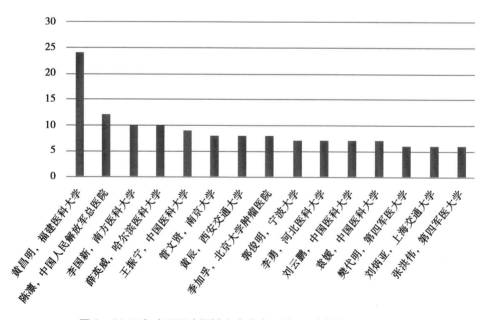

图 2　2017 年中国胃癌领域文章发表量前 15 名的作者及其单位

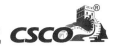

大学南方医院李国新教授和哈尔滨医科大学第三临床医学院薛英威教授并列第 3 位。发表文章量最多的 20 个研究机构中,南京医科大学、中国医科大学和上海交通大学分别名列前三甲(图 3)。以上数据检索由北京大学第一医院图书馆提供。

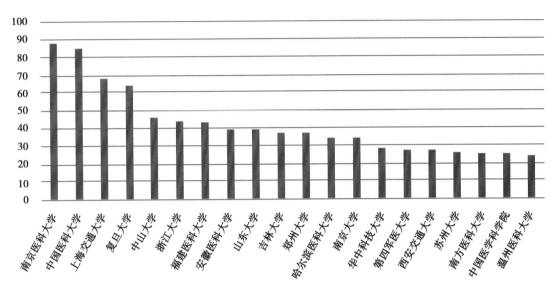

图 3　2017 年中国胃癌领域文章发表量前 20 名的研究机构

第二部分　主要研究进展

通过系统梳理 2017 年度胃癌领域发表的科学论文,中国的胃癌临床研究大致聚焦在以下 5 个方面,流行病学与预防早诊、内科、外科、放疗以及转化医学。

(一) 胃癌流行病学及预防早诊

在胃癌的流行病学及预防早诊方面,共有 4 项主要研究进展,其中流行病学研究 1 项,高危因素研究 1 项,易感性研究 1 项,早诊标志物研究 1 项。

1. 胃癌流行病学研究

来自中国医学科学研究院的王丽教授团队研究比较了食管癌和胃癌的长期死亡率趋势[1]。研究者从疾病流行监测点系统中的 103 个持续监测点抽取了 1991~2009 年间食管癌和胃癌的死亡率数据,以性别和居住地(城市和农村)进行分层。经过 388 646 789 人年的随访,共有 79 105 例胃癌患者死亡。男性死亡率约为女性的 2 倍,农村地区死亡率更高。2006~2009 年间的胃癌年龄标准化死亡率(ASMRs)为 31/10 万。在 45 岁以后,胃癌死亡率快速增长。年轻及中年人群胃癌死亡率在 2006~2009 年间比 1991~1995 年间明显降低,但 70 岁以上患者胃癌死亡率增高。该研究还提示儿童早期的营养缺乏可能与上消化道肿瘤的发生有关。

2. 胃癌高危因素研究

既往研究显示质子泵抑制剂(PPIs)与胃萎缩相关,尤其是在幽门螺旋杆菌(HP)感染的个体中。质子泵抑制剂是否与胃癌的发生相关? 来自香港大学玛丽医院的 Cheung KS 教授等基于香港的健康数据库,在患有 HP 感染并接受克拉霉素为基础的 3 联抗 HP 治疗的人群中研究了PPIs的使用和胃癌的相关性[2]。研究选择了使用H2受体拮抗剂的患者作为阴性对照。在63 397例筛选合格患者中,153例(0.24%)在中位随访7.6年中发展为胃癌。PPIs的使用与显著增加的胃癌风险有关(HR 2.44,95%CI 1.42~4.20),分层分析显示PPIs的使用只与非贲门胃癌的发生有关(HR 2.59,95%CI 1.42~4.72)。PPIs使用的时间越长,风险越高,PPI使用1年以上,2年以上和3年以上发生胃癌的HR分别为5.04(95%CI 1.23~20.61),6.65(95%CI 1.62~27.26)和8.34(95%CI 2.02~34.41)。鉴于PPIs本身在临床使用的广泛性,临床医生需要在根除HP治疗过程中,以及根除HP治疗后更为谨慎的使用PPIs。

3. 胃癌遗传易感性研究

全基因组关联研究(GWAS)是鉴定肿瘤易感基因的重要研究策略。南京医科大学的沈洪兵教授团队整合了两项中国人群GWAS,包括2031例非贲门胃癌病例和4970例对照,并在3564例病例和4637例对照进行了独立人群验证。最终鉴定了两个新的胃癌易感区域:一个是定位在染色体5q14.3区域,另一个是位于染色体1q22区域。该研究揭示了影响非贲门胃癌易感性的遗传区域,并为阐明胃癌的病因提供了进一步的线索[3]。

4. 胃癌早诊标志物研究

胃癌的早期筛查目前还主要依赖于电子胃镜,但是由于操作的复杂性、费用以及检查带来的痛苦,使得胃镜作为筛查手段目前还非常有限。来自中国医科大学的袁媛教授团队评估了用5个胃特异性循环生物标志物[胃蛋白酶原I(PGI),PGII,PGI/II比值,抗H.pylori抗体和胃泌素-17(G-17)]来评估胃癌高危患者和预测胃癌发展风险的可行性。通过对12 112个受试者进行前瞻性的随访分析发现,这5个生物标志物,尤其是PGII,PGI/PGII比值,和HP抗体阳性,与入组时胃的癌前病变显著相关。低PGI水平和低PGI/PGII比值患者发展成胃癌的风险更高,低水平(<0.5pmol/L)和高水平(>4.7pmol/L)的G-17均与胃癌高风险相关。联合5个生物标志物预测胃癌风险的c值高达0.803(95%CI 0.789~0.816),比传统的危险因素提高了预测胃癌癌前病变的能力。该研究提示这5个胃特异循环标志物可以用来鉴定出高危患者以进一步用胃镜检查,从而实现靶向筛查,精准预防,具有非常重要的实践意义[4]。

(二) 外科临床研究进展

2017年胃癌外科领域中国学者一共发表SCI文章近200篇,影响因子5分以上的文章约30篇,其中3篇发表在*GASTROINTESTINAL ENDOSCOPY*(IF=6.501),1篇发表在*BRITISH JOURNAL OF SURGERY*(IF=5.899),发表在*Oncotarget*(IF=5.168)上的有25篇,3-5分的文章42篇。我们对其中的文献做一梳理,未发现有前瞻性临床研究结果,大部分文献是对胃癌综合治疗及影响手术预后的因素进行探索,还包括了对胃癌病理分期的新探索。

1. 胃癌手术综合治疗模式的相关研究

早期胃癌腹腔镜手术的安全性和疗效已得到广泛认可,但肿瘤浸润深度为T4a的胃癌患者是否适合腹腔镜手术治疗?较传统开放手术相比,安全性及疗效如何?这些问题目前仍存在争议。来自重庆第三军医大学西南医院余佩武教授团队[5]通过对230例T4a分期胃癌手术患者的临床资料进行回顾性分析,研究显示:在各项临床指标上,除手术时间两者相近之外,其余指标包括切口长度、出血量、第一次排气时间、第一次排便时间、住院时间、术后并发症、1年、3年和5年无病生存率和存活率,腹腔镜辅助下胃癌根治术要优于开放性胃癌根治术。这为将来T4a分期的胃癌患者行腹腔镜手术提供了重要参考。

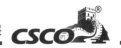

在胃癌术后并发症方面主要有 2 项研究进展:一是来自福建医科大学黄昌明教授团队[6]对腹腔镜辅助下 D2 式胃癌根治术后患者大出血的风险因素进行了分析并开发出相应的评分系统。该研究得出的结论:淋巴结清扫 >41 枚、联合其他器官切除、病理分期Ⅲ期及术后吻合口瘘等均为术后大出血的独立危险因素,以此构建评分系统,区分术后大出血不同风险组,用以指导临床。来自青岛大学附属医院周岩冰教授团队[7]通过对比 90 例胃癌手术患者是否接受新辅助化疗,结合患者术后感染并发症的差异进行分析,创新性提出在接受新辅助化疗的胃癌患者术后感染发生率较高,这些变化可能是由于肠道屏障的严重损伤以及益生菌的减少引起的。

2. D2 式胃癌根治术淋巴结清扫的相关研究

在胃癌淋巴结清扫个数上,虽然 NCCN 建议在根治性胃切除术中至少切除 15 个淋巴结,但来自第四军医大学西京医院张洪伟教授团队[8]的回顾性研究发现,对于分期为 N3a 和 N3b 患者来说,相比清扫 15-22 个淋巴结,清扫超过 22 个淋巴结有明显的生存获益,提出在 N3 期胃癌患者中,清扫至少 23 个淋巴结可以获得更好的生存结果,这一结果发表在 *Annals of Surgical Oncology* 上。

来自天津市肿瘤医院孔大陆教授团队[9]通过回顾性分析 922 例胃癌患者术后总生存率与临床病理及近端切缘的关系,创新性的提出“近端切缘是胃癌的独立预后因素。隆起型或浸润型的胃癌患者,分别需要 2.1-4.0cm 及 4.1-6.0cm 的近端切缘”,为不同类型胃癌患者近端安全切缘长度做了有益的探索。

(三) 内科临床研究进展

内科研究领域,2017 年中国尚缺乏大样本前瞻性随机对照Ⅲ期临床研究结果的报告,多为文献综述和 meta 分析结果。但我国学者围绕当前胃癌的热点、难点仍在不断的努力探索中,取得的研究成果具有较好的临床指导意义。主要进展包括疗效及预后因素相关研究 4 项,阿帕替尼相关研究 1 项,免疫治疗相关研究 2 项,晚期胃癌二线治疗相关研究 2 项。

1. 药物疗效及预后因素相关研究

D2 根治术联合术后辅助化疗是我国可根治性切除胃癌的主要治疗模式。目前我们用来判断哪些患者要进行辅助化疗仍以术后 TNM 分期为主要依据,但不够精准,难与准确的预后相联系,仅有部分患者能从辅助化疗中获益。因此人们一直在探索 D2 根治术后接受术后辅助化疗患者生存预测模型,希望进一步筛选出能从辅助化疗中获益的优势人群,以期避免过度治疗、节省医疗资源。南方医科大学南方医院李国新教授团队[10]进行了一项多中心回顾性研究,以本院收治的 746 例接受胃癌根治术患者自身及肿瘤特征(包括年龄、肿瘤部位、肿瘤分化程度、CEA、CA-199、肿瘤浸润深度、局部淋巴结转移)为协变量,分别在术后辅助化疗和单纯手术两组患者中评估 OS 和 DFS,构建预后预测模型,并在广州中山大学第一附属医院和华西医科大学满足同样入组条件的 973 例患者中进行验证,结果显示该预测模型具有良好的准确度和区分度,测试人群和验证人群 OS 与 DFS 一致性良好,分别是 0.693(95% CI 0.671~0.715) 和 0.704(95% CI 0.681~0.728),该预测模型的建立可能为Ⅱ/Ⅲ期胃癌根治术后患者是否进行辅助化疗提供个体化选择依据。另外,中国医科大学刘云鹏教授团队[11]就胃癌根治术后 pT1-4aN0M0 的患者哪些能从辅助化疗中获益进行了探索,构建生存预测模型。多因素分析显示年龄、T 分期以及中性粒细胞 / 淋巴细胞比值是独立预后因素,以上述因素构建的生存预测模型,可把患者按照 3 年生存率明显区分为 3 个危险组(98.5%,

91.6% 和 70.7%，$P<0.001$），预后预测准确度较传统 T 分期提高了 7%，高危组的患者更适合辅助化疗。

免疫异常不仅是肿瘤发生发展的原因之一，同时其相应变化也为抗肿瘤治疗提供靶点及疗效、预后判断标记物。复旦大学附属中山医院刘天舒教授团队研究[12]表明，在接受 3 周期 XELOX 方案化疗后，外周血 CD19$^+$CD24^{h}CD27$^+$ Breg 细胞比例下降较比例增加的患者有更长的 PFS（7.0 个月 vs. 5.0 个月，$P=0.01$），因此可能成为早期评价 XELOX 方案的疗效标志物，为医生调整治疗提供依据。南京大学医学院附属金陵医院范朝刚教授团队[13]的研究表明外周血淋巴细胞群比例变化可以预测胃癌新辅助化疗的疗效，CD3$^+$CD8$^+$ T 细胞升高或 CD4$^+$CD25$^+$Foxp3$^+$ Tregs 细胞下降表明能够从新辅助化疗中获益。

2. 阿帕替尼相关研究

阿帕替尼是我国自主研发的小分子 TKI 靶向药物，在晚期胃癌三线及三线以上治疗中取得了较好疗效，目前已成为两线化疗失败后的标准治疗。围绕阿帕替尼我国学者展开了一系列的后续研究。上海同济医科大学东方医院李进教授为主 PI 开展了一项全国多中心回顾性队列研究[14]，观察应用阿帕替尼后早期（4 周）副反应（包括高血压、蛋白尿、手足综合征）与疗效之间的相关性，研究结果表明，出现早期副反应的患者与未出现相关反应的患者相比明显延长 mOS（169 天 vs. 103 天，$P=0.0039$；HR 0.64，95%CI 0.64~0.84，$P=0.001$）和 mPFS（86.5 天 vs. 62 天，$P=0.0309$；HR 0.69，95%CI 0.53~0.91，$P=0.007$），并且提高了 DCR（54.67% vs. 32.77%，$P<0.001$）。因此阿帕替尼用药 4 周内出现的高血压、蛋白尿或手足综合征是其抗肿瘤效果的疗效标记物，该研究结果首次在胃癌抗血管生成治疗中发现疗效标记物，对临床实践具有较深远的影响力。

3. 免疫治疗相关研究

免疫治疗在多个癌种中都取得了可喜的成果，主要的研究重点均在 PD-1、PD-L1、CTLA4 等免疫检查点抑制剂的治疗上，遗憾的是 2017 年中国学者在胃癌领域里上述相关临床研究未见突破性结果报道，而在细胞免疫治疗和瘤苗的应用上有所探索。吉林大学第一医院李薇教授团队进行了一项前瞻性队列研究[15]探讨了细胞免疫治疗（CIT，包括自体 NK 细胞、γδT 细胞、CIK 细胞）联合化疗与单纯化疗相比作为胃癌 D2 根治术后辅助治疗的疗效及安全性，研究结果显示，联合治疗组明显提高了患者 3 年 DFS 率（74.7% vs. 60.6%，$P=0.036$），3 年 OS 率（83% vs. 64.9%，$P=0.051$），且化疗联合 CIT 治疗是患者的独立预后因素；CIT 治疗未明显增加治疗相关不良反应。该项研究为胃癌术后辅助治疗提供了一种新的有效治疗模式。中国人民解放军总医院陈凛教授团队进行了一项 II 期临床研究[16]，探讨了自体肿瘤来源热休克蛋白 gp96 瘤苗在胃癌辅助治疗中的有效性及安全性，研究结果显示联合瘤苗组明显提高 DFS（HR 0.47，95%CI 0.23~0.96，$P=0.045$）且未增加化疗明显毒性反应。

4. 晚期胃癌二线治疗相关研究

目前在我国对于晚期胃癌二线治疗推荐的方案仍以紫杉醇、伊立替康等单药化疗为主，但疗效十分有限，而老年患者是否能从二线化疗中获益尚不明确，为解决上述问题我国学者进行了相关研究。由上海同济大学附属东方医院李进教授牵头的一项多中心 II 期临床研究[17]，探讨了西妥昔单抗联合 mFOLFIRI 方案作为晚期胃癌二线治疗的有效性及潜在有效生物标记物，主要研究终点为至疾病进展时间（TTP）。研究结果显示 ORR 为 33%，TTP 为 4.6 个月（95%CI 3.6 个月 ~5.6 个月），mOS 为 8.6 个月（95%CI 7.3 个月 ~9.9 个月），毒性可耐受；

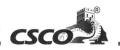

单因素分析显示患者血浆 VEGF 浓度与临床结局相关,低 VEGF 水平(≤12.6pg/ml)的患者具有更好的 ORR、TTP 以及 mOS。此项研究结果与 RAINBOW 研究中化疗联合雷莫卢单抗组结果接近,优于单药紫杉醇化疗。该研究对我国晚期胃癌二线有效治疗方案进行了积极探索,同时为抗 EGFR 单抗在胃癌中的应用进行了新的尝试。华西医科大学李秋教授团队在老年胃癌患者二线治疗的疗效、安全性及成本效益方面进行了深入研究[18],研究结果显示老年患者(年龄 ≥ 70 岁)接受胃癌二线治疗具有较好的疗效且毒性反应能够耐受,且增量成本效益比合理,为老年患者能从二线治疗中获益提供依据。

(四)放疗研究进展

调强放射治疗(IMRT)目前是体外放射治疗主流技术,IMRT 相比传统适形放疗具有较好的剂量适形性,如何进一步降低放疗毒副反应是新型放射治疗技术的研究重点。中国医科院附属肿瘤医院金晶教授团队[19]在 Oncotarget 上发表了他们对 IMRT 技术、拉弧调强技术(VMAT)以及螺旋断层放疗(TOMO)技术在胃食管结合部癌及胃癌术后辅助放疗的不同剂量参数差异比较研究,期望通过这种比较能够找出完整包括靶区同时尽可能降低肠道及骨髓受照剂量的最优技术。该研究利用 IMRT(5 野)、VMAT(双弧)及 TOMO 的技术对 16 例 GEJ/G 患者图像进行了计划设计,预定治疗剂量为 45Gy/25F;纳入分析的靶区剂量参数包括剂量均匀性指数(HI)及靶区适形指数(CI)及危器官剂量(OARS)。分析结果显示三种放疗技术对计划靶区(PTV)及 OARS 的剂量参数存在可比性。TOMO 技术在 CI(CI 0.92 ± 0.03)及 HI(HI 1.07 ± 0.02)方面与 IMRT 技术(CI=0.87 ± 0.03,HI=1.09 ± 0.02,$P<0.05$)及 VMAT 技术(CI=0.86 ± 0.03,HI=1.09 ± 0.02,$P<0.01$)相比均有改善。OARS 的衡量标准为受照剂量超过≥30Gy 的组织体积百分比,TOMO 技术在肠道受照剂量(BW-V30=23.24 ± 9.85)及骨髓受照剂量(BM-V30=71.66 ± 6.15)与 IMRT 技术相比(BW-V30=30.02 ± 11.74,BM V30=83.74 ± 8.42,$P<0.01$)及 VMAT(BW-V30=31.88 ± 11.59,BM-V30=79.51 ± 9.07,$P<0.01$)相比均有改善。研究结果显示,针对 GEJ/G 根治术后的辅助放疗,TOMO 技术无论是从靶区适形性及剂量均一性方面,还是在降低肠道受照剂量及骨髓受照剂量方面均优于 IMRT 及 VMAT 技术。这篇文章通过放射物理评估参数方面的分析表明,TOMO 这一新型放疗技术有可能进一步降低 GEJ/G 辅助放疗的毒副反应,这种放疗技术的改进对于患者后续的辅助治疗中的骨髓功能及肠道功能保护具有重要意义。

过继性细胞免疫治疗(ACI)已经被证实具有一定治疗前景,然而过继性免疫细胞往肿瘤区域迁移不足是 ACI 发展的限制瓶颈所在。既往有研究表明低剂量照射如 2Gy,可以促进过继性淋巴细胞往胃癌组织的迁移能力。南京医科大学刘宝瑞教授团队[20]研究发现 2Gy 的低剂量率照射(LDI)可以促进胃癌细胞趋化因子配体 9(CXCL9)及 CXCL10 的分泌增加。Transwell 室迁移实验发现 LDI 后细胞毒性 T 淋巴细胞向胃癌细胞的迁移能力增强。裸鼠移植瘤接受 2Gy 的低剂量照射,尾静脉注射标记后的免疫细胞,通过免疫荧光显像观察免疫细胞的迁移活动,他们发现 LDI 处理 8 小时后出现 T 细胞迁移高峰。在对具体病例的观察中,同样发现转移的胃癌组织在接受 ACI 联合 2Gy 的 LDI 治疗后,肿瘤组织周围有杀伤性 T 细胞募集效应。研究者认为 2Gy 的 LDI 处理促使肿瘤细胞诱发微环境炎症反应,这种作用可被用来抗肿瘤免疫治疗的克服障碍效应阶段的免疫抗拒,从而提高免疫治疗效果。刘宝瑞教授团队的这项转化性研究是放疗与免疫治疗结合的成功探索,尤其是为原发免疫治疗无效的病例提供了新的治疗思路。

胃癌放疗与靶向治疗联合研究方面一直未有突破。恩度联合同步放化疗(CRT)治疗胃癌作用如何目前也尚不清楚,有研究者认为原因在于没有找到有效的疗效预测标志物。Apelin 及其受体(APJ)参与肿瘤组织的血管形成。山东齐鲁医院王秀问教授团队[21]分析了 Apelin 及其受体在肿瘤组织中的表达是否可以预测恩度联合同步放化疗对胃癌的疗效。所有患者分为两组,一组为 CRT 组,一组为 CRT 联合恩度组,同时通过免疫组化染色评分及阳性细胞比率分析所有患者肿瘤组织的 Apelin 受体免疫组化表达情况。结果显示 APJ 表达情况与肿瘤侵袭能力、淋巴结阳性个数及有无远处转移具有明显相关性(所有分析 $P<0.001$)。在 CRT 组,APJ 表达高低与 CRT 敏感性无相关性($P=0.235$),然而在 CRT 联合恩度组,APJ 低表达患者治疗有效率是高表达患者的 3.645 倍。预后相关因素分析显示,在 CRT 联合恩度治疗组,高 APJ 表达患者 OS 短于低表达患者($P<0.001$)。而且,多因素分析显示 APJ 表达情况是胃癌 OS 的独立预后因素。王秀问教授团队认为肿瘤组织 APJ 表达情况可以作为胃癌患者接受 CRT 联合恩度治疗的疗效预测因素,他们这项研究在抗血管生成治疗疗效预测方面做出了可贵的探索。

(五) 转化研究进展

2017 年中国原创性的、真正意义上的转化研究仍旧有限,多数论文仍然以机制探讨为主。在热点领域方面,肿瘤免疫相关研究仍是关注焦点。

1. 胃癌预后标志物的筛选

寻找胃癌患者预后的分子标志物一直是学者们不断研究的方向。中国医科大学附属第一医院刘云鹏教授团队的研究成果登上 *Cancer Immunology Research* 封面[22],本研究首次提出了基于肿瘤和免疫细胞表面表达的 PD-L1/PD-1/CD8 等四种免疫指标及临床病理参数的预后模型将可手术的 Ⅱ - Ⅲ 期胃癌患者进一步区分为不同风险的人群,较传统 TNM 分期预测准确率提高 18%。另外,中国医科大学附属第一医院王振宁教授团队首次报道了 CLDN4 在胃癌中能够促进胃癌细胞的增殖、侵袭能力并诱导胃癌细胞发生上皮间质转化,是胃癌患者不良预后的分子标志物[23],这一研究成果为胃癌的精准诊疗提供了新的靶点与思路。

2. 肿瘤微环境研究

近年来恶性肿瘤的治疗已经从单纯靶向"肿瘤"转向靶向"肿瘤"和靶向"微环境"并重的模式。已经证实肿瘤来源的外泌体通过改变肿瘤的微环境,从而形成可以促进肿瘤细胞生长的局部微环境。天津医科大学附属肿瘤医院的巴一教授、应国光教授团队报道了 EGFR 在胃癌细胞分泌的外泌体,可以被递送到肝脏并且整合在肝脏基质细胞的质膜上,易位的 EGFR 能有效激活肝细胞生长因子(HGF),促进转移性癌细胞的着陆和增殖[24]。该研究提出来源于癌细胞的含有 EGFR 的外泌体有利于促进肝脏特异性转移的肝样微环境的发展,为下一步治疗提供了线索。

3. 肿瘤免疫方面

靶向 PD-1 和 PD-L1 通路的治疗是目前国际关注的焦点,但是疗效有待进一步提高。南京大学医学院附属鼓楼医院刘宝瑞教授团队研究显示在 EB 病毒相关的胃癌中富含肿瘤浸润淋巴细胞,并表达 PD-L1 等。因此,在这种类型胃癌中,PD-1/PD-L1 通路会抑制 T 细胞功能,而 CRISPR-Cas9 抑制 T 细胞表面的 PD-1 的表达会增强抗肿瘤免疫反应[25]。中国人民解放军第三军医大学邹全明教授团队[26]和南方医科大学南方医院李国新教授团队[27]都证

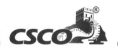

实了中性粒细胞对胃癌发生、发展的促进作用,中性粒细胞水平是胃癌患者生存差的预测指标。这些数据为中性粒细胞在胃癌进展中的关键作用提供了直接证据,揭示了一种新的免疫逃逸机制。复旦大学基础医学院徐洁杰、张伟娟教授团队则证实肿瘤浸润 γδT 细胞的密度是胃癌独立预后因素,在Ⅱ、Ⅲ期胃癌中可预测辅助化疗的疗效[28]。

第三部分 总 结

总的来看,2017 年我国学者在胃癌领域的研究给予了更大的关注,学术论文发表的数量较 2016 年有所增多,且有较好的研究深度和广度。但值得注意的是影响因子高的文章仍多集中于流行病学、预防早诊以及基础转化研究上,综述及 meta 分析结果较多,缺乏前瞻性大样本Ⅲ期临床研究。研究结果少数对临床有重大的指导意义,多数距离临床转化及推广应用还有一定的距离。但近年来多中心合作的研究结果逐渐增多,在此基础上充分利用我国丰富的病例资源,与国际接轨,共同携手为进一步提高我国胃癌研究的整体水平贡献自己的一份力量。

附表 2017 年中国胃癌领域重要进展

作者	研究机构	研究概要	出版刊物	影响因子	临床实践意义	证据等级
刘云鹏 * 温倜等	中国医科大学附属第一医院	建立了基于临床病理参数和 PD-L1 等四种免疫指标的免疫预后模型,进一步提高了Ⅱ/Ⅲ期胃癌的预后预测准确率	Cancer Immunology Research	8.284	为胃癌个体医疗带来更为准确的预后预测方法,并为免疫治疗优势人群的筛选提供了重要线索	Ⅱ级
Wai Keung Leung* Cheung, Ka Shing 等	香港大学玛丽医院	基于香港的健康数据库,在患有 HP 感染并接受了抗 HP 治疗的群体中研究了 PPI 的使用和胃癌的相关性	GUT	16.658	在抗幽门螺杆菌治疗后长期使用 PPI 和胃癌发生风险呈正相关,为 PPI 临床长期应用的致癌风险提供依据	Ⅱ级

* 通讯作者

参 考 文 献

1. Li M, Wan X, Wang Y, et al. Time trends of esophageal and gastric cancer mortality in China, 1991-2009: an age-period-cohort analysis. Sci Rep, 2017, 7(1): 6797.

2. Cheung KS, Chan EW, Wong AYS, et al. Long-term proton pump inhibitors and risk of gastric cancer development after treatment for Helicobacter pylori: a population-based study. Gut, 2018, 67(1): 28-35.

3. Wang Z, Dai J, Hu N, et al. Identification of new for gastric non-cardia adenocarcinoma: pooled results from two Chinese genome-wide association studies. Gut, 2017, 66(4): 581-587.

4. Tu H, Sun L, Dong X, et al. A Serological Biopsy Using Five Stomach-Specific Circulating Biomarkers for GastricCancer Risk Assessment: A Multi-Phase Study. Am J Gastroenterol, 2017, 112(5): 704-715.

5. Zhang F, Lan Y, Tang B, et al. Comparative study of laparoscopy-assisted and open radical gastrectomy for stage T4a gastric cancer. Int J Surg. 2017, 41: 23-27.

6. Xie XS, Lin JX, Li P, et al. A risk prediction system of postoperative hemorrhage following laparoscopy-assisted

radical gastrectomy with D2 lymphadenectomy for primary gastric cancer. Oncotarget, 2017, 8 (46) pp: 81511-81519.

7. Wei Z, Tan B, Cao S, et al.The influence of neoadjuvant chemotherapy on gastric cancer patients' postoperative infectious complications: What is the negative role played by the intestinal barrier dysfunction? Oncotarget.2017, 8 (26): 43376-43388.

8. Zheng G, Feng F, Guo M, et al.Harvest of at Least 23 Lymph Nodes is Indispensable for Stage N3 Gastric Cancer Patients. Ann Surg Oncol.2017, 24 (4): 998-1002.

9. Wang J, Liu J, Zhang G, et al. Individualized proximal margin correlates with outcomes in gastric cancers with radical gastrectomy.Tumour Biol.2017, 39 (6).

10. Jiang Y, Li T, Liang X, et al.Association of adjuvant chemotherapy with survival in patients with stage Ⅱ or Ⅲ gastric cancer.JAMA Surg.2017, 152 (7): e171087.

11. Qu J, Qu X, Li Z, et al.Role of patient-, tumor- and systemic inflammatory response-related factors in predictingsurvival of patients with node-negative gastric cancer.Tumour Biol.2017, 39 (6): 1-7.

12. Li W, Song D, Li H, et al.Reduction in Peripheral CD19 (+) CD24 (h)CD27 (+) B Cell Frequency Predicts Favourable Clinical Course in XELOX-Treated Patients with Advanced Gastric Cancer.Cell Physiol Biochem.2017; 41 (5): 2045-2052.

13. He Q, Li G, Ji X, et al.Impact of the immune cell population in peripheral blood on response and survival in patients receiving neoadjuvant chemotherapy for advanced gastric cancer.Tumour Biol.2017; 39 (5): 1-8.

14. Liu X, Qin S, Wang Z, et al.Early presence of anti-angiogenesis-related adverse events as a potential biomarker of antitumor efficacy in metastatic gastric cancer patients treated with apatinib: a cohort study.J Hematol Oncol.2017; 10 (1): 153.

15. Wang Y, Wang C, Xiao H, et al.Adjuvant treatment combining cellular immunotherapy with chemotherapy improves the clinical outcome of patients with stage Ⅱ/Ⅲ gastric cancer.Cancer Med.2017, 6 (1): 45-53.

16. Zhang K, Peng Z, Huang X, et al.Phase Ⅱ Trial of Adjuvant Immunotherapy with Autologous Tumor-derived Gp96 Vaccination in Patients with Gastric Cancer. J Cancer.2017, 8 (10): 1826-1832.

17. Liu X, Guo W, Zhang W, et al. A multi-center phase Ⅱ study and biomarker analysis of combined cetuximab and modified FOLFIRI as second-line treatment in patients with metastatic gastric cancer.BMC Cancer.2017, 17 (1): 188.

18. Zhou K, Wen F, Zhang P, et al.Efficacy and cost-effectiveness of second-line chemotherapy in elderly patients with advanced gastric cancer.Clin Transl Oncol.2017, 19 (9): 1117-1124.

19. Wang X, Tian Y, Tang Y, et al. Tomotherapy as an adjuvant treatment for gastroesophageal junction and stomach cancer may reduce bowel and bone marrow toxicity compared to intensity-modulated radiotherapy and volumetric-modulated arc therapy. Oncotarget. 2017, 8 (24): 39727-39735.

20. Du J, Su S, Li HY, et al. Low dose irradiation increases adoptive cytotoxic T lymphocyte migration in gastric cancer. Exp Ther Med. 2017, 14 (6): 5711-5716.

21. Hao YZ, Li ML, Ning FL, et al. APJ Is Associated with Treatment Response in Gastric Cancer Patients Receiving Concurrent Chemoradiotherapy and Endostar Therapy. Cancer Biother Radiopharm. 2017, 32 (4): 133-138.

22. Wen T, Wang Z, Li Y, et al. A Four-Factor Immunoscore System That Predicts Clinical Outcome for Stage Ⅱ/Ⅲ Gastric Cancer. Cancer Immunol Res.2017, 5 (7): 524-534.

23. Song YX, Sun JX, Zhao JH, et al. Non-coding RNAs participate in the regulatory network of CLDN4 via ceRNA mediated miRNA evasion. Nat Commun. 2017, 8 (1): 289.

24. Zheng H, Deng T, Liu R, et al. Exosome-delivered EGFR regulates liver microenvironment to promote gastric

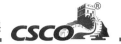

cancer liver metastasis. Nat Commun. 2017,8:15016.

25. Su S,Zou Z,Chen F,et al. CRISPR-Cas9-mediated disruption of PD-1 on human T cells for adoptive cellular therapies of EBV positive gastric cancer. Oncoimmunology.2017,6(1):e1249558.

26. Wang TT,Zhao YL,Peng LS,et al. Tumour-activated neutrophils in gastric cancer foster immune suppression and disease progression through GM-CSF-PD-L1 pathway. Gut.2017,66(11):1900-1911.

27. Li TJ,Jiang YM,Hu YF,et al. Interleukin-17-Producing Neutrophils Link Inflammatory Stimuli to Disease Progression by Promoting Angiogenesis in Gastric Cancer. Clin Cancer Res.2017,23(6):1575-1585.

28. Wang J,Lin C,Li H,et al. Tumor-infiltrating γδT cells predict prognosis and adjuvant chemotherapeutic benefit in patients with gastric cancer. Oncoimmunology.2017,7(11):e1353858.

中国临床肿瘤学乳腺癌年度研究进展

2017年1月~2017年12月

中国临床肿瘤学会（CSCO）青年专家委员会

编　者　袁　芃[1]　刘　强[2]　王　靖[1]　王淑莲[1]　宋国红[3]　徐　玲[4]　方　仪[1]
　　　　岳　健[1]　严　颖[3]　唐　玉[1]　孔祥溢[1]

顾　问　徐兵河[1]　江泽飞[5]

编者单位　1.中国医学科学院肿瘤医院；2.中山大学孙逸仙纪念医院；3.北京大学肿瘤医院；
　　　　　4.北京大学第一医院；5.军事医学科学院解放军307医院

前　言

　　国家癌症中心发布的2017年《中国肿瘤登记年报》显示,乳腺癌居女性恶性肿瘤发病率首位,每年新发病例约27.9万,并以每年2%左右的速度递增。在城市女性中,乳腺癌高发年龄分别为45~55岁、65~75岁两个年龄段。城市女性的发病率是农村人口的近2倍。社会经济地位和教育、文化水平较高的女性乳腺癌发病率较高,这与她们所承受的压力过大不无关系。月经初潮年龄小于12岁、绝经年龄超过55岁、初产年龄超过35岁的女性乳腺癌发病率也高于其他女性。此外,高脂肪饮食、肥胖以及电离辐射都是诱发乳腺癌的高危因素。鉴于我国生活水平迅速提高、饮食和生活方式的改变等原因,乳腺癌的高发是不可阻挡的,乳腺癌已严重威胁我国女性的生命健康。因此,乳腺癌的防治工作任重道远。

　　由中国临床肿瘤学会（CSCO）青委会乳腺癌组负责,我们在北京大学第一医院图书馆和《中国医学论坛报》的协助下,梳理了我国临床肿瘤学2017年1月1日至2017年12月31日乳腺癌年度进展。过去一年中,国内学者在乳腺癌领域进行了诸多研究,并取得了不错的成绩,为乳腺癌的综合治疗提供了不少依据:全身治疗领域进展仍聚焦临床热点问题,诸如HER-2阳性乳腺癌诊疗现状的真实世界研究、Utidelone（UTD1）对乳腺癌的治疗活性、中国自主创新药物吡咯替尼对HER-2阳性乳腺癌的治疗效果等。外科进展主要集中在残腔刮除、晚期或三阴性乳腺癌保乳手术的安全性和有效性、乳腺癌术后上肢淋巴水肿等领域。放射治疗方面以回顾性研究为主,集中在探讨改良根治术后局部复发的风险因素及放疗适应证的选择等方面。转化医学领域的研究涉及免疫微环境、肿瘤干细胞、肿瘤周期调控等。通过系统的总结,一方面有助于发现我国临床研究与国际临床研究的差距,另一方面也有助于促进国内不同研究机构之间交流学习,为多学科领域融合和交叉借鉴提供重要依据。

然而,中国学者在乳腺癌领域研究中,临床研究比例较低,迫切需求更多的高质量的原创性研究、随机对照多中心临床研究和高影响力的转化医学研究。我们需要更加重视各研究单位的紧密合作、加强国际多中心合作、建立更加完善的临床试验督查及随访系统,为乳腺癌的精准治疗提供更加高级别的临床证据。

第一部分 研究成果概要

2017 年 1 月 1 日至 2017 年 12 月 31 日由中国大陆学者主要参与发表的、临床研究相关的乳腺癌领域文献共 6154 篇。其中,发表文章量最多的 20 个研究机构中(图 1),复旦大学、中国科学院和中山大学分别名列前三甲。文章发表量最多的前 20 名作者中,位列三甲者为中国科学院李亚平教授、武汉大学人民医院孙圣荣教授以及广西医科大学附属第一医院陈罡教授(图 2)。以上数据检索由北京大学第一医院图书馆提供,采用盲法进行筛查。

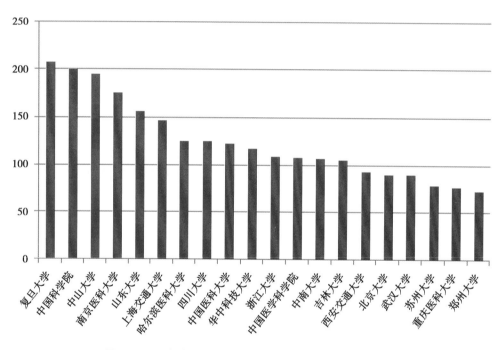

图 1 2017 年中国乳腺癌文章发表量前 20 名的研究机构

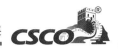

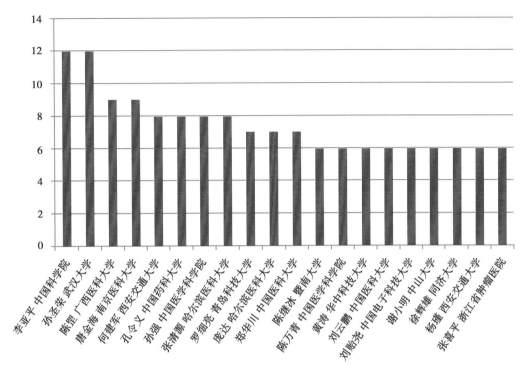

图 2　2017 年中国乳腺癌文章发表量前 20 名的作者及其单位

第二部分　主要研究进展

对所有入选的文章,综合分析以下三方面的指标来筛选年度重要研究进展:

①文章发表杂志的影响因子和单篇文章的被引用频次;②文章是否被学科重要会议列入 oral presentation 或 poster discussion;③文章的证据级别(Ⅰ类证据:多中心随机对照研究,有可能改变全球或中国的临床实践;Ⅱ类证据:单中心随机对照研究或较高影响力的转化医学研究;Ⅲ类证据:提出值得探索和争议的新问题研究)

（一）转化研究进展

2017 年,我国乳腺癌转化医学领域取得了很多重要成果,相继在 *Nature* 子刊、*Cell Search*、*JCI* 等等权威杂志发表了多篇论文,内容涉及免疫微环境、肿瘤干细胞、细胞周期调控等多个方向。

1. 肿瘤微环境

肿瘤局部浸润的 Treg 是引起肿瘤免疫抑制的关键因素之一,但它的来源至今仍不清楚。中山大学孙逸仙纪念医院宋尔卫教授课题组 2017 年 1 月发表在 *Cell Research* 的研究发现,肿瘤局部浸润的 Treg 和肿瘤局部浸润幼稚 $CD4^+T$ 细胞的 TCR 片段有大部分的重叠,而与血循环来源中的 Treg 的 TCR 片段没有重叠,说明肿瘤局部浸润的 Treg 可能从肿瘤局部的 CD4+T 细胞发育而来,而非从血循环中趋化而来。肿瘤局部浸润的 Treg 和幼稚 CD4+T 细胞的富集具有高度的相关关系,并且两种细胞数目的增多共同预示着乳腺癌病人的不良预后。进一步的研究发现,巨噬细胞通过分泌 CCL18 使血循环中的 CD4+T 趋化至肿瘤局部,从而向 Treg 分化发育,在异种移植的乳腺癌小鼠模型上通过阻断 CCL18 的受体 PITPNM3

可有效阻断 CCL18 对幼稚 CD4+T 细胞的趋化作用,并有效降低 Treg 的数量,从而抑制肿瘤生长[1]。该研究提示我们可以通过 PITPNM3 抑制剂在肿瘤局部达到阻断 Treg 的生长发育的效果,从而有效破坏肿瘤细胞的防线。

2. 细胞周期调控

关于细胞周期调控的研究越来越受到人们的关注,细胞周期因子 Geminin 是一种定位于核内的小分子蛋白,具有相对复杂的结构模式,可通过调节细胞周期时相中的重要事件作用于细胞增殖等,是胚胎发育和维持染色体稳定的关键蛋白。另外,Geminin 广泛表达在肿瘤细胞,但其参与肿瘤发生发展的具体机制尚未清楚。厦门大学公卫学院的研究团队 2017 年 6 月发表在 *JCI* 发表的研究揭示了细胞周期转录因子 FoxO3 到 HDAC3,促使其去乙酰化抑制其转录功能[2]。FoxO3 的下游基因是与肿瘤转移相关的 RNA 酶 Dicer,敲低 Geminin 或 Dicer 都能促进细胞的转移潜质。另外,在晚期乳腺癌的临床标本中可以检测到高水平表达的 geminin 和 HDAC3,伴随着低水平表达乙酰化的 FoxO3 和 Dicer。该研究为细胞周期研究领域开辟了新的方向和思路。

3. 新型转录抑制因子

北京大学医学部的尚永丰院士团队 2017 年 9 月发表在 *JCI* 的研究发现 FOXN3 是一种转录抑制因子,在雌激素受体阳性细胞中 FOXN3 与 SIN3A 抑制复合体相互作用。接着研究人员通过改良的 RNA 免疫沉淀偶联高通量测序技术发现,NEAT1(一个受雌激素诱导的人类 lncRNA)在 FOXN3 与 SIN3A 复合体的相互作用中是必需的。进一步的研究揭示 FOXN3-NEAT1-SIN3A 复合体可以抑制 GATA3 基因的表达,在体外促进乳腺癌细胞的上皮-间质转化(EMT)和侵袭,在体内则促进乳腺癌转移。并且,FOXN3-NEAT1-SIN3A 复合体还可以通过负反馈回路调控 ERα。在临床标本中,研究人员发现,进展期乳腺癌的 FOXN3 和 NEAT1 表达上调,GATA3 基因表达下降;并且,FOXN3 和 NEAT1 表达水平越高与乳腺癌的更高组织分级和较差预后强相关[3]。该研究不仅再次展示了长非编码 RNA 在肿瘤细胞中的网状调控作用,而且在 ER 阳性细胞发现了与转移相关的分子,为进一步降低 ER 阳性乳腺癌转移风险提供治疗靶点。

4. 潜在药物靶点

盛京医院乳腺外科主任刘彩刚教授研究团队 2017 年 7 月发表在 *PNAS* 的研究发现一种与生精相关的睾丸抗原—FSIP1。其在乳腺癌中广泛表达,尤其是 HER-2 受体过表达患者[4]。首先,研究人员证实 FSIP1 表达与乳腺癌中 HER-2 的丰富度相关,高 Ki67 表达的乳腺癌组织中 FSIP1 的表达明显升高,并且,FSIP1 在乳腺癌患者血清中可检测到,高血清 FSIP1 与术后疾病特异性生存率降低相关。接着,研究人员使用共免疫沉淀和微量热泳法,发现 FSIP1 与 HER-2 受体的细胞内结构域直接结合。在 SKBR3 和 MCF-7 乳腺癌细胞中敲低 FSIP1 会抑制细胞增殖,刺激细胞凋亡,减弱上皮-间质转化,并削弱癌细胞的迁移和侵袭能力。考虑到其除了睾丸和垂体的正常组织中表达有限,FSIP1 可能成为治疗 HER-2 阳性乳腺癌的潜在药物靶点,并为改善目前 HER-2 阻断剂如曲妥珠单抗的治疗反应提供了新的机制。

5. 逆转耐药的新机制

PRAP 抑制剂是特别设计出来治疗携带 BRCA 基因突变肿瘤的疗法。它的作用是进一步破坏细胞的其它 DNA 损伤修复机制,导致肿瘤细胞因为 DNA 损伤得不到修复而死亡。

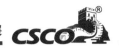

这种药物对因 BRCA 基因突变而导致同源重组功能缺失的癌细胞尤其有效。中国科学技术大学生命科学院的研究团队 2017 年发表在 *Clinical Cancer Research* 的研究发现,乳腺癌干细胞与 PARP 抑制剂的耐药高度相关,RAD51 可以作为预测 PARP 抑制剂临床敏感性的标志之一[5]。首先,研究人员在 BRCA1 野生型和 BRCA1 突变型的三阴乳腺癌细胞株及其动物模型中观察到肿瘤干细胞对 PARP 抑制剂耐药,并且高表达 RAD51。通过 shRAD51 可以逆转肿瘤干细胞的耐药性,抑制肿瘤生长。特别的,BRCA 野生型细胞部分对 PARP 抑制剂耐药,敲低 RAD51 之后,不管是肿瘤干细胞还是大多数细胞,都恢复了对 PARP 抑制剂的敏感。该研究提示临床克服 PARP 抑制剂耐药问题可以通过抑制 RAD51。

6. 叶状肿瘤恶性发展的促进因素

乳腺叶状肿瘤是乳腺的一种纤维上皮性肿瘤,通常为良性但易复发,少数患者会发展为血行转移。肌成纤维细胞的分化在乳腺叶状肿瘤的发生发展中发挥着重要作用,而巨噬细胞经常与肌成纤维细胞聚集在一起,巨噬细胞与肌成纤维细胞的生长发育之间的联系至今尚未报道。中山大学孙逸仙医院苏士成研究团队 2017 年 7 月发表在 *Cancer Research* 的研究成果发现,肿瘤相关巨噬细胞通过分泌 CCL18 促进叶状肿瘤的恶性发展[6]。首先,研究人员在细胞实验中发现肿瘤相关巨噬细胞可以促进肌成纤维细胞的分化,促进叶状肿瘤细胞的生长和侵袭。进一步的机制研究发现,肿瘤相关巨噬细胞分泌 CCL18 促进肌成纤维细胞蛋白标志物 α- 平滑肌肌动蛋白的表达,从而促进肌成纤维细胞分化发展,并且受 NF-κB/miR-21/PTEN/AKT 通路调控。通过在体外构建叶状肿瘤的动物模型也验证了 CCL18 可以促进肿瘤生长,促进肌成纤维细胞分化发展,促进肿瘤发生转移。该研究揭示了巨噬细胞及其分泌的 CCL18 在叶状肿瘤发展中也发挥着举足轻重的作用,CCL18 抑制剂不管在乳腺癌还是叶状肿瘤中可能会有巨大的应用前景。

(二)外科临床研究进展

本年度中国乳腺癌临床研究外科进展主要集中在残腔刮除、晚期或三阴性乳腺癌保乳手术的安全性和有效性、乳腺癌术后上肢淋巴水肿等领域。

1. 保乳手术 + 残腔刮除

对于保乳手术的病人,切缘状态是一个重要的预后因素。发表于新英格兰医学杂志的论文《*A Randomized Controlled Trial of Cavity Shave Margins in Breast Cancer*》中,研究者提出了一种新的保乳手术技术,即 "残腔刮除(Cavity Shaving,CS)",即在做乳房肿瘤切除术时,去除肿瘤周围一部分额外的组织,以提高切除阴性率。然而,残腔刮除在安全性和有效性方面一直存在争议,有学者提出多病灶的乳腺癌可能会导致切缘状态评估的不准确性。鉴于此,来自西安交通大学第一附属医院的何建军、王珂等学者一项研究通过 meta 分析[7],系统评价了单纯乳腺肿物切除术和乳腺肿物切除 + 残腔刮除术的有效性和安全性。该研究检索了 PubMed,Embase 和 Cochrane CENTRAL 等数据库,共纳入 26 篇对照研究。作者运用随机效应模型对两组患者的阳性切缘率、再手术率、复发率、切除组织的体积进行了比较。统计发现,乳腺肿物切除 + 残腔刮除组患者的阳性切缘率(16.4% vs. 31.9%,$P<0.05$)和再次手术率(OR=0.42,$P<0.05$)明显低于单纯乳腺肿物切除组;但两组患者的局部复发率和切除组织的体积并没有显著性差异。因此,该研究提示对于接受保乳手术的患者,额外的残腔刮除可以降低阳性切缘率和再次手术的风险;而在安全性方面,此种手术方式并不会导致过多乳腺组织的切除。

2. 局部晚期化疗敏感乳腺癌的保乳手术

1991 年,美国国立卫生院(NIH)推荐保乳手术(BCS)作为首选的早期乳腺癌手术方式。许多随机临床试验通过长期随访证实接受保乳手术的早期乳腺癌患者的无病生存期(DFS)、总生存期(OS)和局部复发率(LR)均明显高于乳房切除术(MT)。然而,对于局部晚期的化疗敏感乳腺癌患者,保乳手术的有效性和安全性尚存在争议。上海市第九人民医院普外科的何柳教授团队通过 meta 分析对这一问题进行了探讨[8]。该研究检索了 Medline(Pubmed)和 Cochrane 数据库,共纳入 16 项研究,共 3531 例患者,其中 1465 例接受保乳手术,2066 例接受乳房切除术。统计显示,对于局部晚期的化疗敏感乳腺癌患者,两种手术的局部复发率并没有统计学差异(OR=0.83,P=0.26);而保乳手术与较低的远处转移率(OR=0.51;P<0.01)、较高的 5 年总体生存期(OR=2.35,P<0.01)和无病生存期(OR=2.12,P<0.01)有显著相关性。这项研究表明保乳手术对于局部晚期的化疗敏感乳腺癌患者仍然是安全、有效的。

3. 三阴性乳腺癌的保乳手术 + 放疗

对于早期乳腺癌患者,保乳手术(BCS)+ 术后放疗(RT)已被证实具有与乳房切除术相同的治疗效果。然而,对于三阴性乳腺癌(TNBC)患者,关于保乳手术 + 放疗与乳房切除术疗效对比的研究并不多。福建协和医院的宋传贵教授团队通过分析 SEER 18 数据库,对三阴性乳腺癌(TNBC)患者两种治疗方案的疗效进行了对比[9]。该研究共纳入了 11 514 例三阴性乳腺癌女性患者,其中 5465 例接受保乳手术 + 放疗,6045 例接受乳房切除术。该研究的终点为乳腺癌相关生存期(BCSS)和总体生存期(OS)。通过统计分析,研究者发现接受保乳手术 + 放疗患者的 BCSS(log-rank,p<0.001)和 OS(log-rank,p<0.001)均明显高于接受乳房切除术的患者。随后研究者将所有患者按照年龄、组织学分级、TNM 分期、肿瘤大小和淋巴结状态进行分层分析,发现除Ⅰ级和Ⅰ期分层外,前述结论依然成立。

4. 术后上肢淋巴水肿危险因素

上肢淋巴水肿是乳腺癌术后最常见的并发症之一。淋巴水肿的原因很多,通常认为与淋巴管的阻塞和组织间隙富蛋白淋巴液的蓄积等因素有关。上肢淋巴水肿严重影响患者的精神状态和术后生活质量。探讨乳腺癌术后上肢淋巴水肿的危险因素,进而找到合适的方法针对性地加以预防具有非常重要的临床意义。来自浙江省肿瘤医院的邹德宏团队开展了一项单中心的回顾性分析研究[10]。该研究共纳入 2597 例接受乳腺癌手术治疗的女性患者,通过主观感受和客观测量相结合的方式确定有无术后淋巴水肿的发生。研究者在术后不同时间点对患者掌指关节、腕关节和肘关节进行测量,如果其单独数值或所有数值的总和超过对侧上肢特定范围以上,则被定义为术后淋巴水肿。研究结果发现,乳腺癌术后上肢淋巴水肿的发生率为 10.7%。手术方式是影响水肿与否的因素之一:改良根治术最容易引起水肿,其次为保乳手术 + 腋窝淋巴结清扫。其它呈正相关的影响因素还包括:术后上肢感染(独立因素,OR=52.475,P=0.000)、淋巴结转移程度(独立因素,OR=1.301,P=0.011)、淋巴结清扫范围(独立因素,OR=2.149,P=0.000)。术后上肢淋巴水肿的发生与患者年龄、体重指数(BMI)、肿瘤体积、是否乳房重建、辅助化疗与否并无相关性。该研究表明,对于乳腺癌术后患者,较多的淋巴结转移、较广的淋巴结清扫范围、术后术侧上肢的感染提示术后上肢淋巴水肿较高的发生风险;同时,不同的手术方式也是影响是否发生水肿的重要因素。

5. 胸椎旁局部麻醉(TPVBRA)用于乳腺癌术后疼痛管理

据报道,超过 50% 的乳房手术患者存在慢性术后疼痛和镇痛不足的问题。这种类型的

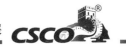

疼痛常会影响术后恢复和患者对治疗效果的满意度。因此,在临床上多种疼痛管理方法常结合起来控制术后疼痛。胸椎旁局部麻醉(TPVBRA)是癌症手术后疼痛管理的有效辅助干预措施。既往研究显示,TPVBRA 在包括开胸手术、乳房手术和胆囊切除术在内的多种手术中均可用于缓解疼痛。而且,接受 TPVBRA 的患者术后恶心、呕吐的发生率更小。此外,它还可缩短恢复时间,减少镇痛药的消耗量,降低手术总成本。尽管使用 TPVBRA 可以改善感觉神经阻滞的质量和持续时间,减少镇痛药的总用量,但目前还没有关于 TPVBRA 联合右旋美托咪啶用于乳腺癌手术的研究。

牡丹江医学院附属红旗医院的周宣(音译)等对 TPVBRA 联合右旋美托咪啶用于乳腺癌手术病人的疼痛控制效果和安全性进行了研究[11]。72 例接受乳腺癌手术的患者随机分至干预组和对照组,每组 36 例。两组均接受 20mL 0.25% 布比卡因的 TPVBRA。另外,干预组的受试者还接受额外的 1mg/kg 右美托咪定。结局变量心率(HR)、收缩压(SBP)、舒张压(DBP)、疼痛强度(通过视觉模拟评分,VAS 测量)、镇痛药物使用量和不良事件发生率。研究显示,两组患者在手术 30 分钟时的 HR($P<0.05$),SBP($P<0.05$)和 DBP($P<0.05$)均有显著性差异。此外,干预组首次镇痛时间($P=0.043$)和镇痛药物平均消耗量($P=0.035$)明显优于对照组。然而,手术后各时间点 HR 或 VAS 均无显著性差异($P>0.05$)。两组不良事件发生率也无统计学差异($P>0.05$)。本研究提示,TPVBRA 联合右美托咪定可以增加镇痛的持续时间,提高镇痛质量,而没有增加严重的不良事件发生率。

(三) 内科临床研究进展

本年度乳腺癌内科研究令人振奋,收获颇丰。早期乳腺癌在辅助化疗毒副反应监控以及延长化疗对预后的影响方面有所突破;而新辅助化疗则在寻找合适的预后指标来识别高危患者方面有新的发现。晚期乳腺癌领域中我国自主研发的新药在国际舞台上大放异彩受到国际乳腺癌领域同行专家的认可。另外,中国学者对于 HER-2 阳性乳腺癌的"真实世界"研究,则对国内目前抗 HER-2 治疗情况的进行了大数据分析。

1. 肝炎病毒携带者化疗相关肝毒性的监测

肝脏毒性是化疗药物另一项常见的副反应,但是关于伴肝炎病毒(HBV/HCV)感染的乳腺癌患者化疗和靶向治疗的肝脏毒性的资料很少。广州中山大学第三附属医院甲乳外科的黄勇教授在 *The Breast* 上报告了该院的回顾性分析结果[12]。针对 2010 年 1 月至 2015 年 12 月,共 835 例新诊断乳腺癌并进行化疗(联合或不联合曲妥珠单抗)的患者资料进行分析,所有患者在诊断乳腺癌的同时进行了 HBV/HCV 感染的筛查,52 例患者为 HBsAg 阳性,21 例患者为抗 HCV 抗体阳性,其他 762 例患者作为对照组。HBsAg 阳性的患者进行预防性的抗病毒治疗。化疗方案主要包括蒽环类为主、紫杉类为主、蒽环类联合紫杉类,对照组、HBV 组和 HCV 组三组患者的不同化疗方案所占比例没有统计学差异,联合使用曲妥珠单抗的比例分别为 16.7%、15.4% 和 19.0%,也没有统计学差异。三组患者的肝脏毒性发生率(27.7% vs. 34.6% vs. 42.9%,$P=0.189$)及因肝毒性中断化疗的比例(5.0% vs. 9.6% vs. 9.5%,$P=0.173$)没有统计学差异,也没有患者出现 HBV/HCV 再激活。虽然是一个小样本的回顾性研究,提示我们 HCV 携带者和进行预防抗病毒治疗的 HBV 携带者在密切监测的情况下可以进行化疗和曲妥珠单抗靶向治疗。

2. 延迟化疗对乳腺癌预后的影响

按时规范进行术后辅助化疗是生存获益的重要保证。上海复旦大学附属肿瘤医院、上海癌症中心余科达教授等人对本中心资料进行分析,发现延迟化疗(DAC)对生存的影响与分子亚型相关[13]。研究将2003年-2006年之间该中心Ⅰ~ⅢA期可手术的1408例乳腺癌患者按术后开始化疗的时间与手术的间隔时间分为三组:≤4周,4-8周和>8周组,发现与≤4周组相比,长时间延迟化疗组(>8周)显著降低患者的DFS(HR 1.86,95% CI 1.19~2.90)和OS(HR 2.02,95% CI 1.10~3.71),而中度延迟化疗(4-8周)对生存影响不大。进一步针对不同化疗开始时间(≤8周和>8周)患者按分子亚型进行分析,发现Luminal A型患者化疗开始时间延迟复发率并不增加(HR 1.15,95% CI 0.54~2.43),相反,Luminal B型(HR 1.93,95% CI 1.10~3.34)、三阴型(HR 2.55,95% CI 1.25~5.18)、和未进行曲妥珠单抗治疗的HER-2阳性型(HR 2.41,95% CI 1.36~4.26)患者术后开始辅助化疗时间延迟则DFS下降。

尽管大量的观察性研究表明,与延迟化疗(DAC)相关的风险因素包括人群特征、临床特征、病理特征以及手术方式等多种因素,但由于很难进行随机对照研究,之前的研究结果也存在不一致的地方,DAC相关的危险因素而仍未明确。华南肿瘤学国家重点实验室、广州中山人学肿瘤中心乳腺科团队在谢小明教授的带领下,进行了一项大型的非转移性乳腺癌辅助化疗延迟因素的meta分析[14]。该研究在PubMed、Embase、CNKI和万方数据库针对2016年7月前发表的术后超过8周开始辅助AC方案化疗的文献进行进行检索,共12项观察性研究,186 981名非转移性乳腺癌患者和12项危险因素纳入分析。结果表明:黑人(与白人对比,OR 1.18,95% CI 1.01-1.39)、农村居民(与城市居民对比,OR 1.60,95% CI 1.27~2.03)和接受全乳切除术(与保乳术对比,OR 1.35,95% CI 1.00~1.83)与DAC显著相关,而已婚患者(与单身对比,OR 0.58,95% CI 0.38~0.89)很少出现术后开始化疗时间的延迟。

3. 新辅助化疗的探索

上海复旦大学肿瘤中心邵志敏教授团队针对新辅助化疗后残余肿瘤PD-LI的表达及预后价值进行了探讨,研究结果发表在2017年3月 International Journal of Cancer 上[15]。2003年至2010年共448例局部晚期(T3/T4和/或N2/N3)的乳腺癌患者,进行了新辅助化疗,其中309例未获得pCR(29例G4,163例G3,117例G2/G1)的患者纳入了本研究,中位随访时间70个月,5年RFS(relapse-free survival)69.6%,5年OS78.4%。这些患者的手术标本用免疫组化的方法对PD-L1和TILs进行了检测,结果发现PD-L1的表达与低总TILs($P<0.001$),高FOXP3+TILs($P<0.001$),以及低CD8+TILs($P<0.001$)相关,且是RFS(HR=1.824,$P=0.013$)和OS(HR=2.585,$P=0.001$)的独立预测因素。PD-L1的高表达与更差的生存预后相关,尤其在三阴乳癌中更显著。高PD-L1/低CD8的患者预后差,而低PD-1表达或高CD8表达的患者预后相似。残余肿瘤PD-L1的表达可以指示新辅助治疗后非pCR乳腺癌患者的预后,可能成为对化疗耐药的免疫逃逸肿瘤细胞的抗PD-L1治疗疗效的标志物。

除了新辅助化疗疗效预测的生物学标志物是研究热点,对于新辅助化疗有效方案的探索也从未停止过。上海瑞金医院陆劲松教授团队设计了一项单周紫杉醇联合顺铂作为局晚期乳腺癌新辅助化疗方案的前瞻性Ⅱ期单臂研究[16],结果于2017年5月的 Oncotarget 上发表。研究采用新辅助化疗方案:紫杉醇80mg/m², 每周应用共16周,顺铂25mg/m²,D1、8、15,Q28天重复,共4周期(HER-2阳性的患者允许联合应用曲妥珠单抗单周方案。如果认为必要,可使用G-CSF),之后手术进行病理疗效评价,术后再完成2周期的单周紫杉醇联合顺铂的辅助化疗方案,或更换为4周期的CEF方案。2013年1月至2015年6月,最终131例患

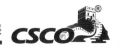

者进入最终分析,主要研究终点 tpCR(乳腺及腋窝淋巴结均无肿瘤残余)为 34.4%(45/131)。乳腺病灶的病理完全缓解率(pCR)达 44.3%,near-pCR 达 48.1%。与 Luminal 型的肿瘤的 tpCR 率相比(24.7%)相比,三阴乳癌(64.7%,*P*=0.003)及 HER-2 阳性(非 Luminal 型)乳腺癌(52.4%,*P*=0.018)的 tpCR 率均显著升高。多因素分析显示,雌激素受体阴性和高 Ki 67 表达为独立的较好化疗反应的预测因子。研究中常见副反应为贫血、白细胞减少和周围感觉神经病。总的来说,单周紫杉醇联合顺铂作为新辅助化疗方案疗效好,耐受可,尤其是在三阴和 HER-2 阳性乳腺癌具有较高的 pCR 率。

4. 晚期乳腺癌新药研究进展

中国原研新药吡咯替尼(不可逆 HER1/HER-2 受体酪氨酸激酶抑制剂)在临床研究中取得重大进展。中国医学科学院肿瘤医院徐兵河教授牵头开展了吡咯替尼单药治疗 HER-2 阳性晚期乳腺癌患者的 I 期临床与生物标志物研究[17]。这项研究共入组 38 例患者,50% 的患者接受了 ≥3 线的治疗,81.6% 的患者存在内脏转移,即患者的疾病进展比较快,肿瘤恶性程度比较高。研究采用了 3+3 剂量递增设计,计划的递增剂量为 80、160、240、320、400 和 480mg。80~400mg 连续给药治疗组的耐受性良好,剂量限制性毒性(DLT)为 3 级腹泻(停药后缓解),发生于接受 480 mg 剂量的 2 例患者中,因此最大耐受剂量(MTD)为 400 mg。吡咯替尼不良反应可耐受。在可评价疗效的 36 例患者中,吡咯替尼单药治疗的客观有效率达到 50%。尽管研究中的很多患者都接受过多线化疗和其他靶向药物治疗,临床获益率(CR、PR 和 SD≥24 周)达 61.1%,中位无疾病进展时间为 35.4 周。既往使用过曲妥珠单抗的 24 名患者的客观有效率为 33.3%,未使用过曲妥珠单抗患者高达 83.3%。该研究同时进行了生物标志物的转化性研究,收集了其中 18 例患者的 ctDNA 样品,结果提示,PIK3CA 和 TP53 突变阴性患者对于吡咯替尼治疗更加敏感,PFS 显著高于发生基因突变的患者(46.1 周 vs. 14.9 周;*P*=0.015)。2017 年圣安东尼奥乳腺癌大会(SABCS)报道了吡咯替尼 II 期临床研究结果,共纳入 128 例 HER-2 阳性晚期乳腺癌患者,既往≤2 线化疗(既往用过或未用过曲妥珠单抗均可),相比拉帕替尼 + 卡培他滨,吡咯替尼 + 卡培他滨将有效率从 57.1% 显著提高到 78.5%,无疾病进展时间显著延长(18.1 个月 vs. 7.0 个月;*P*<0.001),OS 尚未达到。亚组分析发现,不管既往是否用过曲妥珠单抗,患者的中位无疾病进展时间均能从吡咯替尼治疗中获益。验证这一研究结果的 III 期临床研究正在进行中(NCT02973737)。由于药物本身的疗效好,临床研究设计合理,符合国际规范,所以吡咯替尼作为国内自主创新药物在国际肿瘤学界得到广泛认可。该药物目前已经进入国家食品药品监督管理局(CFDA)快速审批通道。吡咯替尼的上市有望极大地推动转移性乳腺癌抗 HER-2 治疗的进展。

Utidelone(UTD1)是一种基因工程埃坡霉素类似物,由中国医学科学院肿瘤医院徐兵河教授主持完成的 I、II 期临床试验结果已经显示其对乳腺癌令人鼓舞的治疗活性,且骨髓抑制等副作用较轻。在此基础上继续开展了全国多中心 III 期临床研究。纳入 405 例蒽环类和紫杉类药物治疗失败的晚期乳腺癌患者,按照 2∶1 比例随机分为 UTD1+ 卡培他滨联合治疗组和卡培他滨单药治疗组。结果显示,与单用卡培他滨相比,UTD1 联合卡培他滨能够显著延长患者的无疾病进展时间。经中心评估的中位无疾病进展时间,联合治疗组为 8.44 个月,单药治疗组为 4.27 个月(*P*<0.0001)。此外,次要研究终点中,客观缓解率分别为 40.4% 与 21.5%(*P*=0.0002),临床获益率分别为 53.9% 与 26.0%(*P*<0.0001)。总生存事件数尚未达到,但是初步分析结果显示了联合治疗组优于单药治疗组的明显趋势。联合治疗组患者最常见

的 3 级不良事件是外周神经毒性,联合治疗组和单药治疗组的发生率分别为 22% 与 <1%。手足综合征是卡培他滨组最常见的 3 级不良事件,发生率 8%。未发生明显的骨髓抑制[18]。这一研究结果表明,UTD1 联合卡培他滨方案疗效显著,副作用较轻且可以处理。该研究为晚期乳腺癌患者提供了一个有效的治疗方案选择。

5. 曲妥珠单抗应用现状调查

曲妥珠单抗(赫赛汀®)自 2002 年在中国批准上市,以曲妥珠单抗为基础的治疗是 HER-2 阳性转移性乳腺癌的标准治疗。由中国人民解放军第三〇七医院江泽飞教授牵头组建了 CSCO BC 数据库,其中 HER-2 阳性乳腺癌患者诊疗现状调研作为中国真实世界研究,纳入 2010-2015 年间国内 13 家医院合计 1139 例 HER-2 阳性浸润性乳腺癌患者,评估曲妥珠单抗在中国的实际使用情况和有效性。结果显示,资源富足地区(GDP 水平 >$15 000 或纳入医保)曲妥珠单抗治疗转移性乳腺癌使用率显著高于资源贫乏地区(87.5% vs. 42.3%);一线治疗中使用曲妥珠单抗为基础的治疗的患者无疾病进展时间显著延长(13 个月 vs. 7 个月,HR = 0.541,95% CI 0.418~0.606)。但是在资源贫乏地区,超过 40% 的转移性乳腺癌患者在整个复发转移阶段,从未获得任何曲妥珠单抗治疗的机会[19]。我国的政府也意识到了这一严峻现状,2017 年 7 月 19 日人力资源和社会保障部宣布:将注射用曲妥珠单抗(赫赛汀®)等 36 种药品纳入《国家基本医疗保险、工伤保险和生育保险药品目录(2017 年版)》乙类范围。使得更多的患者能够接受到抗 HER-2 治疗。

(四) 放疗临床研究进展

尽管缺乏前瞻性研究,本年度乳腺癌放射治疗领域仍有多项回顾性研究对改良根治术后放疗适应证等热点问题进行了探讨。

1. 乳腺癌改良根治术后放疗

Meta 分析已经证实了乳腺癌改良根治术后放疗在淋巴结转移患者中的作用,但术后放疗的照射范围、照射剂量、以及中危组患者放疗的价值仍然存在很多争议。本年度中,多项研究对该组患者的局部复发风险进行了分析。

复旦大学附属肿瘤医院邵志敏团队分析了接受新辅助化疗的局部晚期乳腺癌治疗后的局部区域复发模式,其结果发表于 _Oncotarget_[20]。该项回顾性研究纳入了 510 名接受新辅助化疗及改良根治术,且术后未达 pCR 的乳腺癌患者,全部患者均接受了术后放疗。全组患者的 5 年局部复发风险为 8.63%,区域复发风险为 4.31%。多因素分析显示,术后阳性淋巴结≥4 个及 Ki-67≥14% 是独立的局部复发预后因素。研究者据此建立了局部区域的复发预后模型,在低、中、高危组中,5 年无局部区域复发生存分别为 95.5%、89.1% 和 67.1%(_P_<0.001),具有显著差异。该研究对局部晚期乳腺癌现有治疗模式下的局部区域复发模式进行了详尽的分析,提出了局部区域复发的风险预测模型,为局部晚期乳腺癌的个体化治疗提供了思路。

乳腺癌改良根治术后 T1-2N1 患者的放疗指征是放疗界近年的热点问题。哈尔滨医科大学附属肿瘤医院许庆勇团队于 _Oncotarget_ 发表了该中心 1674 名接受改良根治术的 T1-2N1 乳腺癌患者的治疗结果[21]。研究发现,在该组患者中,放疗提高了 5 年无局部区域复发生存(_P_=0.003),但并没有改善无病生存及总生存。多因素分析显示,年龄、阳性淋巴结比例及分子分型是影响局部区域复发的预后因素。研究者根据上述危险因素,将患者分为低危组及高危组。在低危组患者中,放疗仅改善了 5 年无局部复发生存;但在高危组患者中,术

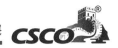

后放疗同时改善了无局部复发生存及无病生存。该研究为改良根治术后中危组患者放疗的个体化选择提供了一定的依据。

福建医科大学肿瘤医院吴君心团队则分析了早期 T1-2N0 乳腺癌患者改良根治术后的局部复发风险,探讨了对其中的高危人群进行放疗的可能性,其研究结果发表于 *Medicine*[22]。研究回顾分析了 353 名 T1-2N0 改良根治术后未接受放疗的乳腺癌患者的临床资料,发现全组患者的 5 年局部区域复发率为 89.8%,以胸壁(53.8%)和锁骨上(48.7%)为最主要的复发部位。年龄≤40 岁、原发肿瘤≥4.5cm 及腋窝淋巴结清扫≤10 枚是独立的局部区域复发因素。具有两个或以上危险因素的患者与仅有 0-1 个危险因素的患者 5 年局部复发风险存在显著差异(75.7% vs. 91.6%,*P*=0.006),提示部分 T1-2N0 患者可能需要考虑术后放疗。

2. 早期乳腺癌部分乳腺照射

已有多项临床研究提示了早期乳腺癌低危患者接受部分乳腺照射的可行性。湘潭市中心医院刘耿淳在 *Oncotarget* 发表了一项 Meta 分析,探讨了乳腺部分照射的疗效及安全性[23]。研究纳入了 7 项前瞻性研究共 7452 名患者,发现整体而言,部分乳腺照射与全乳照射相比局部复发风险较高(HR 4.54,95% CI 1.78-11.6,*P*=0.002),但不同照射方式对局部复发风险存在很大影响。而其他预后指标,包括淋巴结转移、远处转移、总生存等,部分乳腺照射与全乳照射均并无差别。总体而言,部分乳腺照射是一项很有前景的治疗方式,但在适应人群、照射技术等方面,仍需更多的前瞻性研究加以确认。

3. 乳腺癌整形术后的放射治疗

随着乳腺癌患者生存时间的延长,患者的生活质量日益受到重视,接受改良根治联合乳腺整形术的患者逐年增多,对放射治疗提出了更高的挑战。天津医科大学肿瘤医院尹健团队对该中心 2001-2014 年间收治的 370 例改良根治术后接受自体重建的乳腺癌患者资料进行了分析,结果发表于 *Ann Plast Surg*[24]。研究发现,与未接受术后放疗的患者相比,放疗显著增加了腹直肌皮瓣挛缩(*P*=0.043)以及脂肪皮瓣坏死二次手术(*P*<0.001)的发生率。但放疗和自体重建的时序则对副反应无显著影响。接受了放疗及重建手术的乳腺癌患者的美容和心理自我评价均较好。这项较大样本量的研究提示,在中国女性乳腺癌患者中,即刻自体乳腺重建联合术后放疗总体上是成功的。

4. 放疗晚期并发症的处理

针对放疗的晚期并发症胸壁溃疡,北京大学肿瘤医院马骁团队出了新的分级方法及治疗策略,结果发表于 *Radiation Oncology*[25]。研究者分析了 64 名放疗后胸壁溃疡的患者资料,根据溃疡面积及深度给出了新的毒性分级。对轻度溃疡,保守治疗可取得较好疗效,在中重度溃疡中,则可通过皮瓣移植达到治愈的目的。研究从整形外科角度出发,为放疗后胸壁溃疡提供了新的毒性评价标准及治疗策略。

5. 放射物理新进展

复旦大学附属肿瘤医院胡伟刚团队在 *Radiation Oncology* 上发表的研究,探索了利用人工智能进行计算机自主设计放射调强计划的可能性[26]。研究者在 10 名左侧乳腺癌患者中,比较了基于知识系统的自动计划设计(Knowledge-based planning,KBP)与 6 名不同资质的物理师(初级、中级及高级各 2 名)设计的调强放射治疗的计划质量,发现 KBP 计划在靶区覆盖度和均匀性上与物理师人工设计的计划基本一致,而在危及器官受照剂量上明显优于初中级物理师,与高级物理师处于同一水平,甚至在个别项目上更优。该研究验证了基于专家知识库的计算机自动计划设计的可行性。与人工设计调强计划相比,人工智能计划设计有助于保证计划质量,提高设计效率,具有广阔的应用前景。

第三部分 总 结

纵观近两年我国乳腺癌临床研究领域的发展趋势,2017 年较 2016 年不仅发表文章数量增加,质量也有所提高。尤其内科领域有多项临床研究发表于世界顶尖杂志,为今后开展多中心协作大样本随机对照研究奠定了基础。转化医学研究领域亦有高水平文章发表,但多出自基础实验室,内容更致力于机制层面,希望早日可以指导临床工作。

中国学者在乳腺癌研究中目前有多篇高质量的原创性研究发表,将对乳腺癌的治疗产生巨大的影响,但仍希望将来能有更多的高质量中国研究公开发布为乳腺癌的治疗贡献更多的力量。同时我们要加强各研究单位的紧密合作或与国际乳腺癌研究中心合作,共同推动我国乳腺癌防治事业的发展。

附表 2017 年中国乳腺癌重点关注及值得关注的研究

作者	研究机构	研究概要	出版刊物	影响因子	临床实践意义	证据等级
徐兵河 * 张频等[18]	中国医学科学院肿瘤医院	Utidelone(UTD1)联合卡培他滨治疗蒽环类及紫杉类药物治疗失败的转移性乳腺癌 III 期临床研究	Lancet Oncol	33.900	为蒽环类及紫杉类治疗失败的转移性乳腺癌提供了一个有效的治疗方案选择	1 级,多中心 RCT
徐兵河 * 马飞等[17]	中国医学科学院肿瘤医院	吡咯替尼单药治疗 HER-2 阳性晚期乳腺癌患者的 I 期临床与生物标志物研究	J Clin Oncol	24.008	针对 HER-2 阳性乳腺癌的新型靶向治疗药物	2 级,设计良好的 I 期临床试验
江泽飞 * 李健斌等[19]	中国人民解放军第三〇七医院	中国 HER-2 阳性乳腺癌患者诊疗现状的真实世界研究	Oncologist	4.962	来自 CSCO BC 数据库,提供了国内目前抗 HER-2 治疗情况的大数据	2 级,设计良好的队列研究

*通讯作者

参 考 文 献

1. Su S, Liao J, Liu J, et al. Blocking the recruitment of naive CD4(+)T cells reverses immunosuppression in breast cancer. *Cell research.* Apr 2017;27(4):461-482.

2. Zhang L, Cai M, Gong Z, et al. Geminin facilitates FoxO3 deacetylation to promote breast cancer cell metastasis. *The Journal of clinical investigation.* Jun 1 2017;127(6):2159-2175.

3. Li W, Zhang Z, Liu X, et al. The FOXN3-NEAT1-SIN3A repressor complex promotes progression of hormonally responsive breast cancer. *The Journal of clinical investigation.* Sep 1 2017;127(9):3421-3440.

4. Liu T, Zhang H, Sun L, et al. FSIP1 binds HER2 directly to regulate breast cancer growth and invasiveness. *Proceedings of the National Academy of Sciences of the United States of America.* Jul 18 2017;114(29):7683-

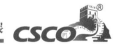

7688.

5. Liu Y, Burness ML, Martin-Trevino R, et al. RAD51 Mediates Resistance of Cancer Stem Cells to PARP Inhibition in Triple-Negative Breast Cancer. *Clinical cancer research: an official journal of the American Association for Cancer Research.* Jan 15 2017;23(2):514-522.

6. Nie Y, Chen J, Huang D, et al. Tumor-Associated Macrophages Promote Malignant Progression of Breast Phyllodes Tumors by Inducing Myofibroblast Differentiation. *Cancer research.* Jul 1 2017;77(13):3605-3618.

7. Wang K, Ren Y, He J. Cavity Shaving plus Lumpectomy versus Lumpectomy Alone for Patients with Breast Cancer Undergoing Breast-Conserving Surgery: A Systematic Review and Meta-Analysis. *PloS one.* 2017;12(1): e0168705.

8. Sun Y, Liao M, He L, et al. Comparison of breast-conserving surgery with mastectomy in locally advanced breast cancer after good response to neoadjuvant chemotherapy: A PRISMA-compliant systematic review and meta-analysis. *Medicine.* Oct 2017;96(43):e8367.

9. Chen QX, Wang XX, Lin PY, et al. The different outcomes between breast-conserving surgery and mastectomy in triple-negative breast cancer: a population-based study from the SEER 18 database. *Oncotarget.* Jan 17 2017;8(3): 4773-4780.

10. Zhang XP, He XM, Tang BB, et al. Risk factors of lymphedema on affected side of upper limb after breast cancer surgery-report from a single center of China. Int J Clin Exp Med 2017;10(1):1592-1601.

11. Jin LJ, Wen LY, Zhang YL, et al. Thoracic paravertebral regional anesthesia for pain relief in patients with breast cancer surgery. *Medicine.* Sep 2017;96(39):e8107.

12. Liu Y, Li ZY, Li X, et al. Liver toxicity of chemotherapy and targeted therapy for breast cancer patients with hepatitis virus infection. *Breast.* Oct 2017;35:191-195.

13. Yu KD, Fan L, Qiu LX, et al. Influence of delayed initiation of adjuvant chemotherapy on breast cancer survival is subtype-dependent. *Oncotarget.* Jul 11 2017;8(28):46549-46556.

14. He X, Ye F, Zhao B, et al. Risk factors for delay of adjuvant chemotherapy in non-metastatic breast cancer patients: A systematic review and meta-analysis involving 186982 patients. *PloS one.* 2017;12(3):e0173862.

15. Chen S, Wang RX, Liu Y, et al. PD-L1 expression of the residual tumor serves as a prognostic marker in local advanced breast cancer after neoadjuvant chemotherapy. *International journal of cancer.* Mar 15 2017;140(6): 1384-1395.

16. Zhou L, Xu S, Yin W, et al. Weekly paclitaxel and cisplatin as neoadjuvant chemotherapy with locally advanced breast cancer: a prospective, single arm, phase II study. *Oncotarget.* Oct 3 2017;8(45):79305-79314.

17. Ma F, Li Q, Chen S, et al. Phase I Study and Biomarker Analysis of Pyrotinib, a Novel Irreversible Pan-ErbB Receptor Tyrosine Kinase Inhibitor, in Patients With Human Epidermal Growth Factor Receptor 2-Positive Metastatic Breast Cancer. *Journal of clinical oncology: official journal of the American Society of Clinical Oncology.* Sep 20 2017;35(27):3105-3112.

18. Zhang P, Sun T, Zhang Q, et al. Utidelone plus capecitabine versus capecitabine alone for heavily pretreated metastatic breast cancer refractory to anthracyclines and taxanes: a multicentre, open-label, superiority, phase 3, randomised controlled trial. *The Lancet. Oncology.* Mar 2017;18(3):371-383.

19. Li J, Wang S, Wang Y, et al. Disparities of Trastuzumab Use in Resource-Limited or Resource-Abundant Regions and Its Survival Benefit on HER2 Positive Breast Cancer: A Real-World Study from China. *The oncologist.* Nov 2017;22(11):1333-1338.

20. Huang L, Chen S, Yang WT, et al. Risk factors of locoregional relapse in locally advanced breast cancer treated with neoadjuvant chemotherapy following mastectomy and radiotherapy. *Oncotarget.* Jun 13 2017;8(24):39703-39710.

21. Yin H, Qu Y, Wang X, et al. Impact of postmastectomy radiation therapy in T1-2 breast cancer patients with 1-3 positive axillary lymph nodes. *Oncotarget.* Jul 25 2017;8(30):49564-49573.

22. Li JL, Lin XY, Zhuang LJ, et al. Establishment of a risk scoring system for predicting locoregional recurrence in T1 to T2 node-negative breast cancer patients treated with mastectomy: Implications for postoperative radiotherapy. *Medicine.* Jun 2017;96(26):e7343.

23. Liu G, Dong Z, Huang B, et al. Efficacy and safety of accelerated partial breast irradiation: a meta-analysis of published randomized studies. *Oncotarget.* Aug 29 2017;8(35):59581-59591.

24. He S, Yin J, Robb GL, et al. Considering the Optimal Timing of Breast Reconstruction With Abdominal Flaps With Adjuvant Irradiation in 370 Consecutive Pedicled Transverse Rectus Abdominis Myocutaneous Flap and Free Deep Inferior Epigastric Perforator Flap Performed in a Chinese Oncology Center: Is There a Significant Difference Between Immediate and Delayed? *Annals of plastic surgery.* Jun 2017;78(6):633-640.

25. Ma X, Jin Z, Li G, et al. Classification of chronic radiation-induced ulcers in the chest wall after surgery in breast cancers. *Radiation oncology.* Aug 15 2017;12(1):135.

26. Wang J, Hu W, Yang Z, et al. Is it possible for knowledge-based planning to improve intensity modulated radiation therapy plan quality for planners with different planning experiences in left-sided breast cancer patients? *Radiation oncology.* May 22 2017;12(1):85.

中国临床肿瘤学食管癌年度研究进展

2017 年 1 月 ~2017 年 12 月

编　　者　康晓征[1]　戴　亮[1]　鲁智豪[1]　杨　弘[2]　刘　慧[2]　谭锋维[3]　秦建军[4]
　　　　　　李志刚[5]　王　峰[6]　韩玲波[7]

顾　　问　陈克能[1]

编者单位　1. 北京大学肿瘤医院；2. 中山大学肿瘤防治中心；3. 中国医学科学院肿瘤医院；
　　　　　　4. 河南省肿瘤医院；5. 上海市胸科医院；6. 郑州大学第一附属医院；7. 中国医科
　　　　　　大学附属盛京医院

前　言

　　食管癌是世界上最常见恶性肿瘤之一，每年新发病例及死亡例数分别为 45 万及 40 万，其中半数发生在中国[1]。我国肿瘤登记数据显示，2015 年我国食管癌年发病率为 47.8/10万，居恶性肿瘤第三位；年死亡率 37.5/10 万，居第四位[2]。与欧美国家相比较，中国食管癌具有如下特点：(1)地域分布差异及家族聚集现象；(2)主要组织学类型有别于西方(以食管鳞状细胞癌为主)；(3)直接病因不详，饮酒、吸烟、维生素缺乏、亚硝胺暴露或 HPV 病毒感染等尚无定论。因此，我国食管癌诊疗探索实践之路也应具有"中国特色"，不能完全照搬西方经验。

　　食管癌的治疗历史起源于外科，发展至今经历了增加围术期安全→扩大切除以期改善远期预后→以外科为主导的综合治疗三个阶段。现代食管癌治疗进展已证实综合治疗的疗效优于单一手术，同时综合治疗也拓展了手术指征。然而，关于食管癌综合治疗仍需厘清很多问题，例如食管癌准确临床分期，辅助治疗与新辅助治疗方式选择，诱导治疗疗效预测，诱导治疗后评估与再分期，围治疗期间并发症及毒副作用处理，营养支持治疗的价值，诱导治疗完全缓解者的后续治疗策略等。上述诸多问题不仅是食管癌临床肿瘤学领域的研究热点，也是每年盘点进展内容的必答题目。

　　由中国临床肿瘤学会(CSCO)青委会食管癌学组负责，在中国医学论坛报，北京大学第一医院图书馆和科睿唯安(Clarivate Analytics，原汤森路透知识产权与科技事业部)的协助下，梳理了我国食管癌临床肿瘤学年度进展。我们汇总过去一年来我国食管癌临床及转化研究的重要发现，盘点过去一年间此领域的重要进展。

第一部分　研究成果概要

(一) 文章发表数量与杂志影响因子分析

分析 2017 年中国食管癌临床及转化研究在重要肿瘤临床期刊的发表情况(图 1),2017
年中国学者在 *Gastroenterology*、*Gut*、*JAMA Oncol.*、*JNCI-J. Natl.Cancer Inst.* 及 *Ann. Oncol.* 影响
因子超过 10 的期刊均有所斩获。

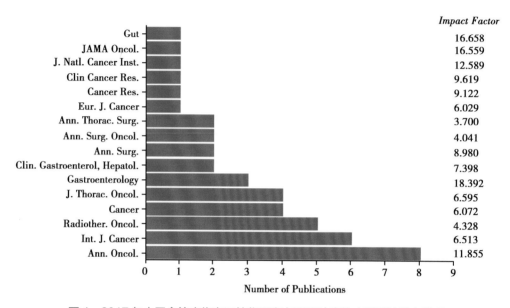

图 1　2017 年中国食管癌临床及转化研究在重要肿瘤临床期刊的发表情况

(二) 作者及研究机构的文章发表数量排名

统计文章发表量 5 篇及以上的作者姓名见图 2。数据的检索由北京大学第一医院图书
馆提供,采用盲法进行筛查。进一步汇总发表文章量最多的 20 个研究机构(图 3),其中居前
3 位的分别是郑州大学、中国医学科学院及山东大学。这一排名体现了食管癌高发区相应

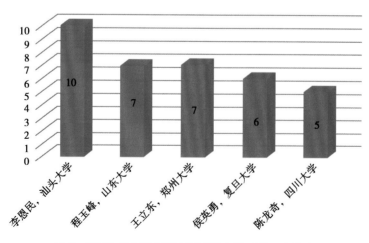

图 2　2017 年中国食管癌领域发文数量前 5 名作者

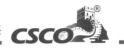

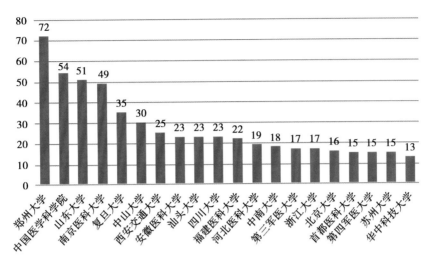

图3　2017年中国食管癌领域发文量前20名研究机构

也有更多的学术论文。结果与我们平时的认知,及作者排名是相吻合的。

第二部分　主要研究进展

对所有入选的文章,综合分析以下三方面的指标来筛选年度重要研究进展:①文章发表杂志的影响因子和单篇文章的被引用频次;②文章是否被学科重要会议列入oral presentation或poster discussion;③文章的证据级别(Ⅰ类证据:多中心随机对照研究,有可能改变全球或中国的临床实践;Ⅱ类证据:单中心随机对照研究或较高影响力的转化医学研究;Ⅲ类证据:提出值得探索和争议的新问题研究)。

(一)外科临床研究进展

1. 外科手术入路

复旦大学肿瘤医院陈海泉教授团队开展的单中心、随机对照、开放性研究(NCT01047111)比较了右开胸 vs. 左开胸不同手术入路对于可切除的胸中、下段食管癌远期生存的影响[3]。2010年5月至2012年7月期间共计300例食管癌患者参与研究,其中286例食管鳞癌(右开胸146例,左开胸140例)患者纳入生存分析。中位随访时间55.9个月(95%CI 53.1~58.6)。右开胸组的3年无疾病生存率(disease free survival,DFS)及3年总生存率(overall Survival,OS)明显优于左开胸组(DFS 62% vs. 52%,HR 0.709,95%CI 0.506~0.995,P=0.047,OS 74% vs. 60%,HR 0.663,95%CI 0.457~0.961,P=0.029)。亚组分析结果表明右开胸方式在合并淋巴结转移(HR 0.632,95%CI 0.412~0.969,P=0.034)及切缘阳性(HR 0.495,95%CI 0.290~0.848,P=0.009)的患者中生存优势更加明显。

外科治疗食管癌已有百年历史,食管解剖位置独特,可以经左胸、右胸甚至不剖胸完成手术,其中经左胸食管癌手术不仅是最古老的,也是我国沿用至今的方式。然而,目前认为经右胸手术更合乎肿瘤根治原则,渐为大家所认识。无论经左胸、右胸抑或经膈肌裂孔的不开胸手术,目前无论从手术死亡率、并发症发生率及远期生存率等方面的研究均仍然停留在回顾性分析阶段,而缺乏大样本高质量的前瞻性多中心随机对照研究的循证医学证据,其根本的原因仍然是手术的高难度性,影响着医生与医生之间、医院与医院之间难以逾越的可比性。其中术者与医院的经验均是很大的影响因素。陈海泉教授团队开展的单中心随机对照研究结果解读,需要考虑其医院胸外科规模、胸外科术者经验、术前分期手段技术等多重问题。该研究结果虽证明经右胸方式具有术后长期生存优势,然而并未能根本上回答此问题,今后更大规模、不同地域多中心、随机对照研究仍需要开展以进一步证实,并且还需要明确不同手术入路方式的获益人群。

2. 食管癌术后康复

河南省肿瘤医院李印教授团队近年来始终在探索食管外科术后早期恢复经口进食模式,并且开展了单中心、开放性、随机对照、非劣效性研究(NCT01998230)[4]。自 2014 年 2 月至 2015 年 10 月期间,共计 280 例食管癌患者参与研究,随机纳入早期经口进食组(术后第 1 日,简称 EOF)与常规术后进食组(术后第 7 日,简称 LOF)。主要研究终点为微创 McKeown 术后的心脏、呼吸及消化系统并发症;次要研究终点为术后肠道功能恢复及术后短期生活质量。最终结果表明,EOF 组患者术后总体并发症发生率并未高于 LOF(30.0% vs. 32.9%),各并发症发生率差异范围为 95%CI –13.8%~8.0%;EOF 组术后肠道功能恢复及肛门排气时间更短(中位时间分别为 3 日 vs. 4 日,$P<0.001$,2 日 vs. 3 日,$P<0.001$);EOF 组术后 2 周评估总体生活质量、躯体功能评分更高,并且症状评分更低。术后早期经口进食不仅未增加术后并发症发生率,而且促进肠道功能恢复及改善术后短期生活质量。

快速康复是当今食管癌外科研究的重要问题及进展,问题提出以来在外科各领域都产生了划时代的影响。对于食管癌而言,其内容涵盖术前诊疗,术前准备,术中减创,术后管理等一系列环节。术后早期经口进食开创了食管癌术后长期禁食时间的界限,其重要意义在于降低患者对术后较长时间不能进食的精神焦虑与负担,在心理上大大缓解病人及家属对手术的恐惧。同时外科技术的改良使这一创举得以安全实施。李印教授团队研究数据证明,术后早期经口进食是安全可行的,同时兼顾促进快速恢复肠道功能及提高术后生活质量。

(二)放疗临床研究进展

1. 术后辅助放疗

中国医学科学院放疗科李晔雄教授团队联合胸外科赫捷院士团队回顾性分析了 2004 年 1 月至 2011 年 12 月期间在中国医学科学院肿瘤医院胸外科经治的 678 例 pT3N0M0 期食管鳞癌患者[5],根据治疗模式分为两组:(1)手术联合辅助放疗组;(2)单纯手术治疗组。通过倾向匹配评分法调整两组间临床变量的选择偏倚,最终各 83 例患者纳入生存分析。辅助放疗组的 5 年 DFS 及 5 年 OS 均显著优于单纯手术组(DFS 71.7% vs. 50.3%,$P=0.009$,75.7% vs. 58.8%,$P=0.017$)。辅助放疗组患者远期生存优势更显著(DFS HR 0.513,95%CI 0.309~0.854,$P=0.010$,OS HR 0.505,95%CI 0.291~0.876,$P=0.015$)。

国际上 CALGB 9781、CORSS 等几项前瞻性、多中心、随机对照临床研究及荟萃分析结果均证实了术前新辅助放化疗是目前可手术局部晚期食管癌的标准治疗模式。其中 CROSS 研究结果显示,术前新辅助放化疗相比单纯手术不仅改善了局控率,降低了手术切缘阳性的发生率,而且可显著改善长期生存(49.4 个月 vs. 24 个月)。然而,国内目前对于可手术的局部晚期食管癌,以手术为主导的综合治疗模式才逐渐普及,选择术前诱导治疗与术后辅助治疗尚存在较大争议。李晔雄教授团队的单中心回顾性研究尽管需要今后前瞻性临床研究的进一步证实,但该研究通过倾向匹配评分法初步回答了对于无淋巴结转移 pT3N0M0 食管鳞癌患者,术后辅助放疗可以进一步改善患者的远期生存。而对于上述患者,是否有必要在辅

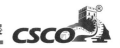

助放疗的基础上添加化疗还需要进一步研究。

2. 根治性同步放化疗后外科地位

尽管以外科为基础的综合治疗是当前食管癌主要治疗模式,但是对于已完成根治性放化疗后的病例,外科治疗是否仍具有临床价值尚存在争议。中国台湾吴思远教授团队通过回顾性分析台湾癌症登记数据库资料(共计 3123 例局部晚期胸段食管鳞癌)[6],根据治疗模式分为三组:①单纯根治性放化疗组;②诱导放疗(调强剂量 IMRT≥50Gy)联合手术组;③诱导同期放化疗(IMRT≥50Gy)联合手术组。以单纯根治性放化疗组作对照,经过多因素 Cox 回归分析发现,诱导同期放化疗联合手术治疗具有明显的远期生存优势,根据临床分期不同其 HR 分别:ⅡA 期 0.62(95%CI 0.41~0.93);ⅡB 期 0.61(95%CI 0.41~0.91);ⅢA 期 0.47(95%CI 0.38~0.55);ⅢB 期 0.47(95%CI 0.39~0.56);ⅢC 0.46(95%CI 0.37~0.57)。根治性放化疗后行手术切除可进一步改善局部晚期胸段食管鳞癌患者的远期生存。鉴于既往 RTOG 8501 及 Intergroup 0123 研究报道高剂量放疗(≥60Gy)后毒副作用显著增加,本研究诱导同期放化疗采用相对较低放射剂量(中位剂量 50.4Gy),尽管未报道围术期并发症发生率及放疗相关毒副作用数据,但是同期放化疗后手术治疗的远期生存优势已初步显现。本项研究为进一步开展根治性放化疗后选择观察抑或手术提供了前期基础。

3. 外科综合治疗 vs. 根治性同期放化疗

当前关于食管鳞癌外科综合治疗,即诱导放化疗联合手术,与根治性同期放化疗的疗效比较仍缺少大规模前瞻性随机对照研究证据,中国台湾吴思远教授团队回顾性分析了台湾癌症登记数据库资料(共计 3522 例局部晚期胸段食管鳞癌)[7],根据治疗模式分为三组:①单纯手术组;②外科综合治疗组;③根治性同期放化疗组。以单纯手术组作对照,通过多因素 Cox 回归分析发现,外科综合治疗对于Ⅲ期病变具有生存优势,不同Ⅲ期亚组 HR 分别为:ⅢA 期 0.66(95%CI 1.08~1.14);ⅢB 期 0.39(95%CI 0.26~0.57);ⅢC 期 0.44(95%CI 0.24~0.83);根治性同期放化疗对于Ⅲ期病变并未显出生存优势,HR 分别为:ⅢA 期 1.34(95%CI 0.79~2.28);ⅢB 期 0.82(95%CI 0.57~1.17);ⅢC 期 0.93(95%CI 0.51~1.71),仅可作为不能耐受外科治疗患者的替代选择。

根治性放化疗是目前不可手术的局部晚期食管癌的标准治疗手段,具有潜在治愈的可能。随着放疗技术的进步(例如调强放疗技术、图像引导放疗技术),根治性放化疗或许是部分可手术的局部晚期食管癌的一种替代治疗。中国台湾吴思远教授团队的这项回顾性分析研究纳入的病例数相对比较多(共计 3522 例),并且是针对食管胸段鳞癌患者。研究结果显示,对于鳞癌组织类型占主体的中国食管癌患者,以手术为主导的综合治疗疗效仍无法撼动,而根治性放化疗可以作为不能耐受手术综合治疗或拒绝手术治疗的一种替代选择。

中山大学肿瘤防治中心放疗科刘慧教授团队以 TNM 分期对接受根治性治疗的食管癌患者进行配对分析[8]。总共 274 例胸段食管鳞癌患者纳入分析,其中 90 例接受诱导同期放化疗 + 根治性手术治疗,92 例接受单纯根治性手术治疗,92 例接受根治性同期放化疗。研究结果显示诱导同期放化疗 + 根治性手术组、单纯根治性手术治疗组及根治性同期放化疗组的 3 年 OS 分别为 70%、51.7% 及 61.9%。分层分析结果表明,接受诱导同期放化疗 + 根治性手术治疗、单纯根治性手术治疗的患者,食管胸中段及胸下段病变比例更高,食管胸上段病灶更多接受了根治性同期放化疗。就治疗失败模式而言,诱导同期放化疗 + 根治性手术治疗组、单纯根治性手术组及根治性同期放化疗组的 3 年局部失败率分别为 18.9%、34.8% 及 32.6%；三组 3 年远处转移率分别为 15.6%、19.6% 及 12%。此项研究结果提示，在 TNM 分期相近前提下，可考虑根据胸段食管癌病灶位置不同而选择相应的综合治疗模式。在保证治疗安全的前提下，诱导同期放化疗 + 根治性手术治疗模式的远期生存优势最突出，根治性同期放化疗可作为不能耐受或拒绝手术治疗患者的替代选择。

4. 局部晚期食管鳞癌放化疗模式

鉴于既往研究较少，目前局部晚期食管鳞癌最佳放化疗模式尚无定论。对于根治性放化疗后巩固性化疗是否可以进一步改善食管癌患者预后，河北四院放疗科王军教授团队联合河南省肿瘤医院放疗科陈永顺教授团队，对此做了一项多中心、回顾性临床研究[9]。此项研究对 2006 年至 2012 年期间的 812 例 Ⅱ～Ⅲ 期局部晚期食管鳞癌的临床病理资料进行回顾，根据治疗模式分为两组：①根治性同步放化疗 + 巩固化疗组（540 例）；②单纯根治性同步放化疗组（272 例）。最终结果表明，两组患者无论无疾病进展生存（progression free survival，PFS）抑或 OS 差异均无统计学意义。即便运用倾向匹配分析法（各 260 例），根治性同步放化疗 + 巩固化疗组也未能显示出 PFS（25.4 个月 vs. 23.0 个月）或 OS（35.0 个月 vs. 34.6 个月）优势。根治性放化疗后巩固治疗并不能改善患者的疾病控制或总生存。鉴于食管癌同期放化疗后较高的局部复发和远处转移率，亟待寻找行之有效的巩固治疗手段，譬如免疫治疗。

关于食管癌根治性放疗的剂量问题，尽管既往 Intergroup 0123 研究显示，高剂量（64.8Gy）放疗较之 RTOG 8501 研究所确立的标准剂量（50.4Gy）放疗并未能使 OS 获益，但进一步分析发现，高剂量放疗或许并不是该组过多死亡的主要原因，而是因为两组所纳入的患者不均衡所致。中国台湾吴思远教授团队通过回顾性分析台湾癌症登记数据库资料（2061 例局部晚期胸段食管鳞癌）[10]，根据放疗剂量分为两组：①传统同期放化疗组（<60Gy）；②放疗剂量递增治疗组（≥60Gy）。以传统同期放化疗组作对照，经过多因素 Cox 回归分析发现，放疗剂量递增治疗更具有远期生存优势，ⅢA～ⅢC 期亚组 HR 0.75（95%CI 0.67～0.83）。目前临床放疗单位通常所采用的根治性放疗剂量范围为 50.4~60Gy。尽管缺乏高级别的循证医学证据，但是随着放疗技术的进步，剂量递增可能带来的额外生存获益也必将越来越受到重视。

此外，中山大学肿瘤防治中心广东食管癌研究所团队开展的一项单中心临床研究表明，食管癌同期放化疗过程中营养支持治疗的价值不容忽视[11]。研究回顾性分析了 40 例根治性同期放化疗过程中出现恶性食管瘘的患者，其中 22 例采用经鼻管饲肠内营养支持，18 例采用经皮胃造瘘肠内营养支持，继续完成标准放疗剂量。经积极肠内营养支持治疗，患者 1 年 OS 可达到 62.5%，中位 OS 为 25.5 个月，患者的营养评分改善以及肿瘤退缩是独立的预后因素。肠内营养支持医疗成本低，同时也为提高患者对同期放化疗的耐受性及减少治疗相关毒性提供了可靠保障。

（三）内科临床研究进展

1. 化疗联合免疫调节

随着肿瘤发生、发展和转移过程中分子生物学、分子病理学研究的进展，传统化疗联合免疫调节药物治疗在食管癌临床研究领域中取得了一定的进展。由中山大学肿瘤防治中心肿瘤内科李宇红教授、姜文奇教授团队共同发起的一项国内多中心、开放性、随机对照、ⅡB 期临床研究（ChiCTR-TRC-11001197）[12]。来自中国 15 个中心共入组 150 例晚期食管鳞癌

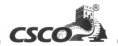

患者,根据治疗方案随机分为三组(1∶1∶1):A 组,PF+10μg/m²/d rhLTα-Da;B 组,PF+20μg/m²/d rhLTα-Da;C 组,单纯 PF 方案化疗。上述 3 组之间比较中位 PFS 及客观有效率(objective response rate,ORR)均未发现显著性差异。亚组分析结果显示,在低血清 TNFR-Ⅱ水平患者中,B 组的中位 PFS 显著高于其余 2 组(B 组 vs. A 组:7.2 个月 vs. 3.5 个月,P=0.022;B 组 vs. C 组:7.2 个月 vs. 4.0 个月,P=0.027)。虽然此研究并未达到主要终点,但是已显现出高剂量 rhLTα-Da 联合顺铂 + 氟尿嘧啶方案可以延长晚期食管鳞癌低血清 TNFR-Ⅱ水平患者的 PFS。

2. 靶向治疗

在第 14 届世界食管疾病大会上,淮安市第一人民医院的于伟勇教授报告了"阿帕替尼治疗放化疗进展后的晚期食管鳞癌的Ⅱ期临床研究",阿帕替尼用于既往放疗和或化疗失败的晚期食管鳞癌二线治疗,疗效较优并且安全耐受。这一研究正在进行中,目前结果提示:阿帕替尼 750mg/ 天可以取得更长的 OS,后续需要大样本的临床研究进一步验证。

由中国医学科学院肿瘤医院黄镜教授牵头的盐酸安罗替尼胶囊治疗晚期食管鳞癌多中心、随机、双盲、安慰剂对照、Ⅱ期临床研究正在进行中,入组人群为常规化疗失败的晚期食管鳞癌患者,目前入组已完成 2/3,现阶段研究结果显示约 10% 患者可以达到部分缓解,50% 患者长期疾病稳定。在未来食管鳞癌靶向治疗领域,患者可能会有更多选择。

3. 免疫治疗

中国医学科学院肿瘤医院黄镜教授在第 14 届世界食管疾病大会上报告了 30 例患者采用国产 PD-1 抑制剂 SHR-1210 治疗晚期食管癌的Ⅰ期临床研究数据,详细结果已于 2018 年 1 月在 *Clinical Cancer Research* 发表[13]。此项研究结果表明 SHR-1210 治疗 ORR 为 33%(10 例),包括 9 例患者部分缓解和 1 例完全缓解患者;中位 PFS 为 3.6 个月 (95%CI 0~7.2 个月);无 4~5 级严重不良反应发生;食管鳞癌组织的 PD-L1 表达水平、T 淋巴细胞浸润、肿瘤突变负荷载量以及肿瘤相关性新抗原等因素可用于预测免疫治疗疗效。

(四) 流行病学研究进展

流行病方面研究进展主要集中在食管早癌筛查,其中以北京肿瘤防治研究所柯杨教授课题组在我国河南省滑县食管癌高发区潜心开展的内镜筛查工作为代表。通过对超过 3 万人群进行内镜早癌筛查 vs. 无筛查对照(17 151 例 vs. 16 797 例)的随机对照研究(NCT01688908),研究者发现食管癌及重度不典型增生病变发生率分别为 744/10 万及 902/10 万;高龄、食管鳞癌家族史、低体重指数、进食过快及隔夜宿食习惯是高发区人群食管鳞癌发病的危险因素[14]。

该研究课题组将年龄、烧煤 / 柴烹调、体重指数、特发性上腹痛及进食过快习惯建立了预测模型以避免发生食管黏膜重度不典型增生的低危中年 (≤60 岁) 受试者进行过度内镜筛查 (AUC 0.795,95%CI 0.736~0.854);将年龄、食管癌家族史、吸烟嗜好、体重指数、农药暴露史、不规律进餐、喜食烫食、进食过快及隔夜宿食习惯建立了预测模型以避免发生食管黏膜重度不典型增生的低危老年(超过 60 岁)受试者进行过度内镜筛查 (AUC 0.681,95%CI 0.618~0.743);据统计研究模型可避免约 2500 人次(占 16.6%)内镜筛查[15]。此外,该课题组还对碘染色内镜筛查法在食管早癌筛查中的价值进行了评估,通过对 586 例病理学确诊早期食管癌的碘染色内镜图像进行比对,发现此方法对早期食管鳞癌的诊断敏感度达 98%,但是对异型增生的诊断敏感度较低(46%~87%)[16]。

(五)转化医学研究进展

天津医科大学肿瘤研究所陈可欣教授课题组运用三种算法(MutSigCV,MutSigCL 及 MutSigFN)与"20/20+"法则针对 549 例食管鳞癌的全基因组和外显子组测序数据[17],通过显著性基因分析算法筛选肿瘤驱动基因,新发现 8 个食管鳞癌驱动基因(*NAV3*,*TENM3*,*PTCH1*,*TGFBR2*,*RIPK4*,*PBRM1*,*USP8* 及 *BAP1*);针对食管鳞癌的突变特征图谱分析结果发现 3 个与食管鳞癌相关的突变标签,其中 T>C 标签与饮酒显著相关;通过 Kaplan-Meier 生存分析及多因素 Cox 回归模型进行基因突变跟预后的关联分析,发现 *TENM3* 突变和 *TP53* 突变热点 p.R213* 预示较差的预后,是食管鳞癌预后的独立因素。

中国医学科学院肿瘤研究所吴辰教授、林东昕院士课题组运用 RNA 干扰芯片分析方法分析并筛选既往已报道的食管鳞癌细胞侵袭性相关基因,发现了 8 个增强及 10 个减弱食管鳞癌细胞迁移相关基因[18]。通过对 94 例食管鳞癌肿瘤标本及癌旁正常组织比较分析,发现 BRCA1 相关蛋白(BRAP)高表达与预后不良相关,并且促进移植瘤小鼠模型发生转移进展。BRAP 过表达可导致 NF-κB 通路活性升高,MMP9 及 VEGFC 表达增加。该课题组同期另一项研究发现另一蛋白 SLC39A6 表达水平与食管鳞癌细胞侵袭性、细胞间锌水平及临床预后相关[19]。SLC39A6 过表达可作为预后预测指标或潜在治疗靶点。

汕头大学医学院苏敏教授课题组通过对 70 例初诊的食管鳞癌切除标本进行全基因组、外显子或靶向测序分析[20],发现了我国潮汕食管癌高发区人群食管正常黏膜、上皮内瘤变及食管鳞癌之间共同相似的基因突变类型及基因组不稳定性指标,其中包括 APOBEC。该研究发现为高危人群中行食管鳞癌筛查提供了风险预测分子指标。

香港大学 Stephanie Ma 课题组发现并报道了卵泡抑素样蛋白 1 基因(*FSTL1*)通过协调 NF-κB 通路与 BMP 通路[21],在食管鳞癌细胞中发挥驱动癌变及促进转移作用;FSTL1 过表达是预后不良的危险因素,可作为潜在诊断或预后预测指标,以及治疗靶点。

第三部分 总 结

纵观近两年我国食管癌临床研究领域的发展趋势,2017 年较 2016 年不仅发表文章数量增加,质量也有所提高。尤其外科领域有前瞻性随机对照临床研究结果发表,为今后开展多中心协作大样本随机对照研究奠定了基础。转化医学研究领域虽不乏高水平文章发表,但多出自基础实验室,内容更致力于机制层面,指导临床实践尚有一定距离。

作为发病人数为世界第一的食管癌大国[1],尽管在过去十余年间我国食管癌的发病率及死亡率均有下降趋势[2],但是面对我国食管癌高发病高死亡的依然严峻的形势,我们对于食管癌的临床及转化研究仍任重而道远。中国学者有责任为食管癌的临床诊疗提供更多、更高质量的证据,这需要我们不断努力,充分利用富裕的病例资源,开展多中心协作,或与国际食管癌研究中心合作,共同推动我国食管癌防治事业的发展。

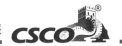
附表　2017 年中国食管癌领域值得关注的研究

作者	研究机构	研究概要	出版刊物	影响因子	临床实践意义	证据等级
陈海泉 * 李斌等[3]	复旦大学肿瘤医院	经右胸对比经左胸方式外科治疗食管中、下段鳞癌：一项前瞻性、随机、开放性研究的 3 年生存结果	Annals of Surgery	8.980	经右胸入路对于食管胸中下段鳞癌具有远期生存优势	II 级单中心随机对照研究
李印 * 孙海波， 李印等[4]	河南省肿瘤医院	微创 McKeown 食管癌术后早期经口进食：一项开放性、随机、对照、非劣效性研究	Annals of Surgery	8.980	食管癌术后早期进食安全可行，有助于术后胃肠功能早期恢复并改善术后生活质量	II 级单中心随机对照研究
柯杨 * 何忠虎等[14]	北京大学肿瘤医院	中国食管癌高发地区实施内镜筛查初步结果：一项基于人群的随机对照研究	Gut	16.658	为国家层面食管癌早期内镜筛查策略的经济效益评估提供直接证据	II 级单中心随机对照研究

* 通讯作者

参 考 文 献

1. Torre LA，Bray F，Siegel RL，et al. Global cancer statistics，2012. CA Cancer J Clin，2015，65（2）：87-108.

2. Chen W，Zheng R，Baade PD，et al. Cancer statistics in China，2015. CA Cancer J Clin，2016，66（2）：115-132.

3. Li B，Hu H，Zhang Y，et al. Extended Right Thoracic Approach Compared With Limited Left Thoracic Approach for Patients With Middle and Lower Esophageal Squamous Cell Carcinoma：Three-year Survival of a Prospective，Randomized，Open-label Trial. Ann Surg，2017.

4. Sun HB，Li Y，Liu XB，et al. Early Oral Feeding Following McKeown Minimally Invasive Esophagectomy：An Open-label，Randomized，Controlled，Noninferiority Trial. Ann Surg，2018，267（3）：435-442.

5. Yang J，Zhang W，Xiao Z，et al. The Impact of Postoperative Conformal Radiotherapy after Radical Surgery on Survival and Recurrence in Pathologic T3N0M0 Esophageal Carcinoma：A Propensity Score-Matched Analysis. J Thorac Oncol，2017，12（7）：1143-1151.

6. Yen YC，Chang JH，Lin WC，et al. Effectiveness of esophagectomy in patients with thoracic esophageal squamous cell carcinoma receiving definitive radiotherapy or concurrent chemoradiotherapy through intensity-modulated radiation therapy techniques. Cancer，2017，123（11）：2043-2053.

7. Lin WC，Ding YF，Hsu HL，et al. Value and application of trimodality therapy or definitive concurrent chemoradiotherapy in thoracic esophageal squamous cell carcinoma. Cancer，2017，123（20）：3904-3915.

8. Liu S，Qiu B，Luo G，et al. TNM Staging Matched-pair Comparison of Surgery After Neoadjuvant Chemoradiotherapy，Surgery Alone and Definitive Chemoradiotherapy for Thoracic Esophageal Squamous Cell Carcinoma. J Cancer，2017，8（4）：683-690.

9. Chen Y，Guo L，Cheng X，et al. With or without consolidation chemotherapy using cisplatin/5-FU after concurrent

chemoradiotherapy in stage Ⅱ-Ⅲ squamous cell carcinoma of the esophagus: A propensity score-matched analysis. Radiother Oncol, 2017.

10. Chang CL, Tsai HC, Lin WC, et al. Dose escalation intensity-modulated radiotherapy-based concurrent chemoradiotherapy is effective for advanced-stage thoracic esophageal squamous cell carcinoma. Radiother Oncol, 2017, 125 (1): 73-79.

11. Ma L, Luo GY, Ren YF, et al. Concurrent chemoradiotherapy combined with enteral nutrition support: a radical treatment strategy for esophageal squamous cell carcinoma patients with malignant fistulae. Chin J Cancer, 2017, 36 (1): 8.

12. Wang FH, Wang Y, Sun GP, et al. Efficacy and safety of recombinant human lymphotoxin-alpha derivative with cisplatin and fluorouracil in patients with metastatic esophageal squamous cell carcinoma: A randomized, multicenter, open-label, controlled, phase 2b trial. Cancer, 2017, 123 (20): 3986-3994.

13. Huang J, Xu B, Mo H, et al. Safety, Activity, and Biomarkers of SHR-1210, an Anti-PD-1 Antibody, for Patients with Advanced Esophageal Carcinoma. Clin Cancer Res, 2018.

14. He Z, Liu Z, Liu M, et al. Efficacy of endoscopic screening for esophageal cancer in China (ESECC): design and preliminary results of a population-based randomised controlled trial. Gut, 2018.

15. Liu M, Liu Z, Cai H, et al. A Model To Identify Individuals at High Risk for Esophageal Squamous Cell Carcinoma and Precancerous Lesions in Regions of High Prevalence in China. Clin Gastroenterol Hepatol, 2017, 15 (10): 1538-1546 e1537.

16. Li J, Xu R, Liu M, et al. Lugol Chromoendoscopy Detects Esophageal Dysplasia With Low Levels Of Sensitivity In A High-Risk Region Of China. Clin Gastroenterol Hepatol, 2017.

17. Li XC, Wang MY, Yang M, et al. A mutational signature associated with alcohol consumption and prognostically significantly mutated driver genes in esophageal squamous cell carcinoma. Ann Oncol, 2018.

18. Zhao Y, Wei L, Shao M, et al. BRCA1-Associated Protein Increases Invasiveness of Esophageal Squamous Cell Carcinoma. Gastroenterology, 2017, 153 (5): 1304-1319 e1305.

19. Cheng X, Wei L, Huang X, et al. Solute Carrier Family 39 Member 6 Gene Promotes Aggressiveness of Esophageal Carcinoma Cells by Increasing Intracellular Levels of Zinc, Activating Phosphatidylinositol 3-Kinase Signaling, and Up-regulating Genes That Regulate Metastasis. Gastroenterology, 2017, 152 (8): 1985-1997 e1912.

20. Liu X, Zhang M, Ying S, et al. Genetic Alterations in Esophageal Tissues From Squamous Dysplasia to Carcinoma. Gastroenterology, 2017, 153 (1): 166-177.

21. Lau MC, Ng KY, Wong TL, et al. FSTL1 Promotes Metastasis and Chemoresistance in Esophageal Squamous Cell Carcinoma through NFkappaB-BMP Signaling Cross-talk. Cancer Res, 2017, 77 (21): 5886-5899.

中国临床肿瘤学淋巴瘤年度研究进展

2017年1月~2017年12月

中国临床肿瘤学会（CSCO）青年专家委员会

编　　者　　应志涛[1]　赵维莅[2]　郭　晔[3]　李志铭[4]　赵东陆[5]　宋玉琴[1]
顾　　问　　马　军[5]　朱　军[1]
编者单位　　1. 北京大学肿瘤医院 2. 上海交通大学附属瑞金医院 3. 同济大学附属东方医院
　　　　　　4. 中山大学肿瘤防治中心 5. 哈尔滨血液病肿瘤研究所

前　　言

淋巴瘤是起源于淋巴结和（或）结外淋巴组织的恶性肿瘤，病理分为霍奇金淋巴瘤和非霍奇金淋巴瘤。我国淋巴瘤患者死亡率居全部恶性肿瘤排序的第11位。

由中国临床肿瘤学会（CSCO）青委会淋巴瘤组负责，在中国医学论坛报、北京大学第一医院图书馆和科睿唯安（Clarivate Analytics，原汤森路透知识产权与科技事业部）的协助下，梳理了我国临床肿瘤学淋巴瘤的2017年年度进展。系统的总结，一方面有助于发现我国临床研究与国际研究的差距，另一方面也有助于促进国内不同研究机构之间取长补短，为多学科领域融合和交叉借鉴提供重要依据。

第一部分　研究成果概要

汇总2017年所有中国学者发表的、临床研究相关的、淋巴瘤领域文献共1293篇。

（一）文章发表数量与杂志影响因子分析

分析国内发表淋巴瘤文献量前20名的杂志及其影响因子，中国研究者淋巴瘤相关文章主要集中发表的杂志为 *Oncotarget* 和 *Oncology Letters*。进一步分析，我国淋巴瘤研究者已在高质量的杂志，如 *Cancer Cell*，*JAMA Oncology*，*Leukemia* 等杂志发表文章，但这种高影响力文章数量不多，发表高质量杂志的文章仍是今后需要努力的方向。由此提示，中国淋巴瘤研究者在保证文章数量的同时，更需要重视研究深度，为国际淋巴瘤研究进展提供更高级别的证据。

（二）研究机构及作者的文章发表数量排名

汇总发表文章量最多的20个研究机构（图1），其中位居第一的是复旦大学，山东大学、中国医学科学院。

按照通讯作者排序，汇总发表文章量最多的16名作者（图2），排前三位的分别是陈兵、石远凯、王欣教授，均发表5篇文献。

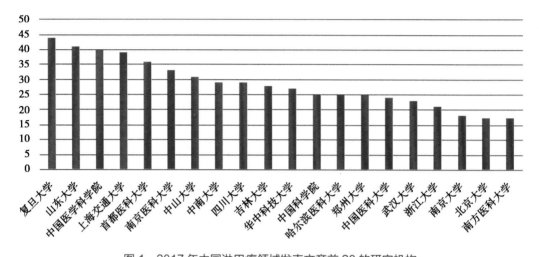

图 1　2017 年中国淋巴瘤领域发表文章前 20 的研究机构

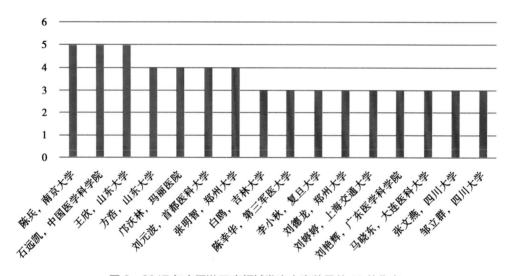

图 2　2017 年中国淋巴瘤领域发表文章数量前 16 的作者

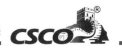

（三）刊登中国淋巴瘤文章数量前 7 名的重点杂志的文章数量及影响因子（图 3）

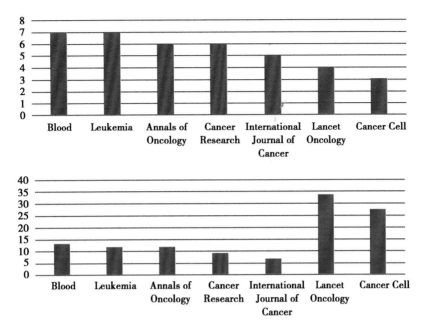

图 3　2017 年刊登中国淋巴瘤文章数量前 7 名的重点杂志的文章数量及影响因子

第二部分　主要研究进展

对所有入选的文章,综合分析以下三方面的指标来筛选年度重要研究进展:

（1）文章发表杂志的影响因子和单篇文章的被引用频次;

（2）文章是否被学科重要会议列入 oral presentation 或 poster discussion;

（3）文章的证据级别（I 类证据:多中心随机对照研究,有可能改变全球或中国的临床实践;Ⅱ类证据:单中心随机对照研究或较高影响力的转化医学研究;Ⅲ类证据:提出值得探索和争议的新问题研究）。

同时,对所有入选文章进行系统梳理,可将中国淋巴瘤的临床研究进行大致分类。主要根据病理分型将非霍奇金淋巴瘤分为 B 细胞及 T/NK 细胞淋巴瘤,然后分别介绍其研究进展。

1. B 细胞非霍奇金淋巴瘤

弥漫大 B 细胞淋巴瘤（DLBCL）是一类异质性疾病,除了临床和免疫表型特征以外,最近二代基因测序技术也发现高频基因突变。上海交通大学医学院附属瑞金医院探讨了 DLBCL 患者的 B 细胞功能基因突变与临床的相关性[1]。680 例中国 DLBCL 患者（146 例非 CR 和 534 例 CR）接受 6 周期 R-CHOP-21 治疗或者治疗后再给予 2 次利妥昔单抗巩固治疗。通过靶向测序进一步筛选有肿瘤标本的 275 例患者（71 例非 CR 和 204 例 CR）的 B 细胞功能基因体细胞突变,包括 B 细胞受体（BCRs）通路（CARD11,LYN,CD79A 和 CD79B）,Toll 样受体（TLRs）通路（MYD88）,和肿瘤坏死因子受体通路（TNFR）相关基因（TRAF2 和 TNFAIP3）。44.0%（121/275）的 DLBCL 患者存在 B 细胞功能基因突变。非 CR 患者更多发生 TLRs 和 TNFR 相关基因突变($P=0.019$,$P=0.032$)。BCRs 相关基因突变,修正 IPI(R-IPI)和 BCL-2/MYC 双表达与获得 CR 的 DLBCL 患者的无进展生存时间缩短独立相关。增加两次利妥昔单抗巩固治疗可能会克服 BCRs 相关基因对预后的不良影响。这些结果证实 DLBCL 的分子异质性,并发现 B 细胞功能基因突变在 DLBCL 疾病进展以及对利妥昔单抗疗效方面发挥重要作用。

PRDM1/BLIMP-1 是浆细胞分化的主要调节因子,在活化 B 细胞样(ABC)DLBCL 时常处于失活状态,对于其遗传学变异和相关临床意义知之甚少。江苏省人民医院与 MD Anderson 肿瘤中心合作开展了一项大样本量研究,评价了初治 DLBCL 患者的 PRDM1/BLIMP-1 缺失,突变和蛋白表达情况[2]。BLIMP-1 表达通常与 ABC 表型和浆母亚型 DLBCL 相关,尽管 63% 的 ABC 亚型未表达 BLIMP-1。在这些患者中,BLIMP-1 的缺失与 Myc 过表达和 p53 通路分子的低表达相关。另外,PRDM1 的纯合缺失以及该基因编码转录抑制结构域的外显子 1 和 2 的突变,对 ABC-DLBCL 而非 GCB-DLBCL 预后有不良影响。基因表达谱提示 PRDM1/BLIMP-1 表达缺失与浆细胞分化特征降低以及 BCR 信号通路和肿瘤细胞增殖相关的基因上调有关。这些结果提示 PRDM1/BLIMP-1 在 ABC-DLBCL 患者中的肿瘤抑制作用,PRDM1/BLIMP-1 功能缺失导致 ABC-DLBCL 预后差。

BCR 通路组成部分可能是 DLBCL 以及其他 B 细胞淋巴瘤的治疗靶点。MYC 是一种转录因子和癌基因蛋白,在一部分 DLBCL 中过度表达,提示临床病程侵袭性,患者接受 R-CHOP 方案治疗预后差。然而,MYC 阳性 DLBCL 患者的 BCR 信号状态,以及 BCR 信号抑制剂在这部分患者中的疗效仍未明确。为了进一步阐明 MYC 阳性 DLBCL 患者中 BCR 信号通路状态,复旦大学肿瘤医院根据 MYC 基因状态分析了 BCR 相关基因水平,检测了初治 DLBCL 患者标本的磷酸化蛋白,评价了 MYC 表达与患者生存的关系。通过体外操控 MYC 基因表达测定其对 BCR 信号通路的影响[3]。结果发现 MYC 基因过度表达的 DLBCL 高表达 CD19,SYK,和 BLK。MYC 阳性 DLBCL 有更高水平的 pSYK 和 pBLK,但只有 pSYK 水平与患者预后相关。体外研究显示 MYC 基因过度表达加强了 BCR 信号通路,而 MYC 基因敲降减弱了 BCR 信号通路。因此,MYC 蛋白阳性提示 BCR 信号通路的更高水平激活,有可能在 BCR 信号通路抑制剂治疗中获益。

由于 CAR T 细胞在 B 细胞淋巴瘤中取得的优异疗效,已经有针对 CD19 抗原的细胞产品获批治疗复发难治急性淋巴细胞白血病及 DLBCL。目前中国在该领域的临床研究正如火如荼的进行。来自河南省肿瘤医院的统计结果显示,截止到 2017 年 7 月 18 日,中国国内开展的 CAR T 临床研究已达 121 项,反映出中国国内对该项技术的重视程度及良好发展前景[4]。北京大学肿瘤医院淋巴瘤科自 2013 年开始临床应用 CAR T 细胞,一项 I 期研究评价了抗 CD19 CAR T 细胞在复发难治 B 细胞淋巴瘤中的安全性和有效性(NCT02842138)[5]。截止到 2017 年 3 月,已经完成 14 例患者入组,其中 10 例患者完成疗效评价。患者中位年龄 37 岁(24-68 岁)。3 例诊断为滤泡淋巴瘤(FL),7 例为 DLBCL。预处理化疗方案为 FC(氟达拉滨 25mg/m^2 1-3 天,环磷酰胺 250mg/m^2 1-3 天)。研究测定了三个不同的细胞数量:5×10^4 CAR T/kg,1×10^5 CAR T/kg,1×10^6 CAR T/kg。初步结果显示 6 例患者客观有效,所有患者外周血都检测到 CAR T 细胞扩增。没有患者发生 3 级及以上细胞因子释放综合征和神经系统毒性。该研究提示抗 CD19 CAR T 细胞在复发难治 B 细胞非霍奇金淋巴瘤中安全有效。

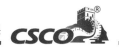

套细胞淋巴瘤（MCL）恶性程度高,预后差。布鲁顿酪氨酸激酶（BTK）小分子抑制剂 Ibrutinib 通过调控 BCR 信号通路的传导,能有效治疗复发难治性 MCL 患者。自 2011 年起 Ibrutinib 原研者潘峥婴教授与北京大学肿瘤医院淋巴肿瘤科合作研发出新一代 BTK 小分子抑制剂—PLS-123,具有与 BTK 更好地亲和性以及选择性[6]。体外实验发现低剂量 PLS-123 联合低剂量 mTOR 抑制剂依维莫司（Everolimus）可协同抑制 MCL 细胞的增殖、侵袭和迁移能力。同时抑制 BTK 和 mTOR 可显著诱导 MCL 细胞凋亡,伴随着促凋亡蛋白的上调（活化的 Caspase-3、PARP 和 Bax）,以及抗凋亡蛋白的下调（Mcl-1,Bcl-xl 和 XIAP）。两药联合还可促进 MCL 细胞周期停滞在 G1 期,并伴随调控 G1/S 期转变蛋白的显著下调（CDK2,CDK4,CDK6 和 Cycin D1）。基因表达谱分析显示两药联合可有效抑制 JAK2/STAT3,AKT/mTOR 信号通路和 SGK1 表达。两药联合还可显著抑制 MCL 小鼠移植瘤的生长,促进小鼠肿瘤组织细胞的凋亡。该研究为 BTK 抑制剂联合 mTOR 抑制剂提供了科学依据。

2. T/NK 细胞非霍奇金淋巴瘤

NK/T 细胞淋巴瘤（NKTCL）和其他外周 T 细胞淋巴瘤（PTCL）是两类中国较常见的高度侵袭性淋巴瘤,2017 年中国淋巴瘤学界在 NKTCL 和其他 PTCL 的临床和基础研究中有一系列重要突破和亮点。

放射治疗一直是 NKTCL 治疗的主要组成部分。中国医学科学院肿瘤医院在大样本队列中研究了放疗在早期 NKTCL 中的长期疗效,并分析了局部控制率（locoregional control, LRC）的生存获益[7]。自 2000 至 2014 年,共有 1332 例患者（923 例男性,中位年龄 43 岁）纳入分析,接受放疗的患者中位剂量为 50（10~70）Gy,其中 996 例接受至少 50Gy,164 例接受 10~49Gy。50-52Gy 时局部复发、疾病进展和死亡率显著降低。高剂量放疗（≥50Gy）与 5 年 LRC、无进展生存（PFS）和总生存（OS）增高显著相关。因此,早期 NKTCL 放疗的理想剂量为 50Gy,LRC 升高与患者生存呈正相关。上述研究进一步证实了放疗在 NKTCL 一线治疗中的重要性。

在 NKTCL 抗代谢靶向治疗方面,上海交通大学医学院附属瑞金医院开展了 MESA（甲氨蝶呤、足叶乙甙、地塞米松和培门冬酶）方案联合夹心式放疗治疗初治、ⅠE-ⅡE 期 NKTCL 的 Ⅱ期临床试验（NCT02825147）,以期评估该方案的临床疗效和安全性,同时创新性地探索预测抗代谢靶向治疗疗效相关的血清分子标志体系[8]。NKTCL 患者接受 4 个疗程 MESA 方案联合夹心式放疗,主要研究终点为总体反应率（ORR）。另一方面,通过检测血清代谢组学谱,应用靶向代谢物分析检测特异性的代谢产物水平。40 例患者的 ORR 为 92.1%,2 年 PFS 和 OS 率分别为 89.1% 和 92.0%。与健康志愿者相比,NKTCL 患者血清中检测到 56 种代谢物显著降低,59 种代谢物显著升高,以此为依据建立了门冬酰胺酶相关代谢物预测模型（asparaginase-associated metabolic score,AspM）,高 AspM 积分患者的预后较好,AspM 的预后意义同时在早期和进展期的回顾性队列中得到进一步验证。多因素分析显示,AspM 是独立于 PINK 和 PINK-E 的预后指标。因此,MESA 方案联合夹心式放疗是治疗早期 NKTCL 安全和有效的治疗方案,AspM 是极具潜力的基于血清代谢产物的 NKTCL 疗效预测模型。

门冬酰胺耐药的 NKTCL 患者一直缺乏有效的靶向治疗方法。香港玛丽医院报道了 7 例复发难治的 NKTCL 患者（中位年龄 49 岁,中位治疗次数 2 线）接受抗 PD1 抗体 pembrolizumab 的临床疗效和安全性[9]。7 例患者均有反应,其中 2 例患者获得临床、影像学 PET、形态学和分子学外周血 EBV DNA）完全缓解（CR）,3 例患者获得临床和影像学 CR。

Pembrolizumab 治疗中位疗程为 7(2~13)个疗程,中位随访时间为 6(2~10)个月,5 例患者仍为 CR。副反应小,1 例曾行异体造血干细胞移植的患者发生 2 级皮肤 GVHD。因此,抗 PD1 抗体是治疗门冬酰胺方案治疗失败 NKTCL 患者的有效、安全的靶向治疗策略,值得开展更大样本量临床试验进一步验证。

除 NKTCL 外,中国学者们一直在探索 PTCL 的有效化疗方案。郑州大学第一附属医院进行了一项初治 PTCL 患者的前瞻性随机对照研究(NCT01664975),比较 GDPT 方案(吉西他滨、顺铂、强的松、沙利度胺)和标准 CHOP 方案(环磷酰胺、阿霉素、长春新碱、强的松)的临床疗效和安全性[10]。自 2010 至 2016 年,共 103 例患者入组,52 例接受 GDPT 方案,51 例接受 CHOP 方案治疗。GDPT 方案的 2 年 PFS 和 OS 分别为 57% 和 71%,显著高于 CHOP 方案(35% 和 50%)。GDPT 方案的 CR 和 ORR 分别为 52% 和 67%,显著高于 CHOP 方案(33% 和 49%)。血细胞减少是主要不良反应。该研究认为 GDPT 是 PTCL 有效的一线治疗选择之一。

PTCL 易发生化疗耐药,预后差,亟需发现 PTCL 的分子标志,实施靶向治疗策略。表观遗传学异常在肿瘤发生发展中具有重要意义。组蛋白修饰,特别是甲基化和乙酰化,在染色体调控过程中具有非常关键的作用。上海交通大学医学院附属瑞金医院筛选了组蛋白甲基化(KMT2D、SETD2、KMT2A 和 KDM6A)和乙酰化相关基因(EP300 和 CREBBP),发现 125 例患者(NCT 01746992 and NCT 02533700)中,45 例(36.0%)出现了共 59 个突变[11]。上述突变与患者 PFS 缩短密切相关。伴突变的患者化疗易耐药,但对组蛋白去乙酰化酶抑制剂西达苯胺敏感。体外,西达苯胺单药可显著抑制 EP300 突变的 T 淋巴瘤细胞生长,联合低甲基化药物地西他滨可显著抑制 KMT2D 突变的 T 淋巴瘤细胞生长。作用机制方面,地西他滨联合西达苯胺能够调控 KMT2D 与转录因子 PU.1 的相互作用,调控 H3K4me 相关的细胞信号通路,增加 T 淋巴瘤细胞对西达苯胺的敏感性。在 KMT2D 突变的 T 淋巴瘤移植瘤模型中,两药联合通过调控 KMT2D/H3K4me 轴显著抑制肿瘤生长,诱导细胞凋亡。总之,上述工作不仅有助于理解组蛋白修饰异常在 PTCL 发生发展中的作用,并成功筛选出对表观遗传学药物敏感的分子亚型。

造血干细胞移植能够显著延长 PTCL 患者生存。苏州大学第一附属医院回顾性地分析了单中心大样本的临床数据[12]。自 2004 至 2016 年,67 例 PTCL 患者进行了造血干细胞移植,其中自体移植 43 例,中位年龄 40 岁,异体移植 24 例,中位年龄 36.5 岁。中位随访时间 27 个月,自体移植 5 年 PFS 和 OS 分别为 49% 和 57%,异体移植 5 年 PFS 和 OS 分别为 54% 和 55%。两者的 5 年 PFS、OS 和非复发死亡率无显著差异。然而,对于原发耐药的患者,异体移植的 3 年 PFS 和 OS 分别为 49% 和 53%,显著高于自体移植(20% 和 20%)。因此,原发耐药 PTCL 应首先考虑异体移植。

第三部分 总 结

纵观国内外,淋巴瘤在基础研究、临床治疗方面均取得了较大的进步。我国淋巴瘤研究者也在过去一年里发表较多数量的文章。但值得关注和反思的是,高影响力的文章数量不多。我们也可以看到高影响力的研究都是基础与临床有机结合的课题。随着国家综合实力的提高,政府在医药领域的投入越来越多,鼓励创新药物和创新方法的研发。作为临床工作者,我们应当更加积极的参加新药临床研究,不仅能够产出更多的科研成果,而且可以造福

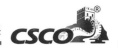

患者,为国际淋巴瘤研究进展提供更高级别的证据。

附表　2017 年中国淋巴瘤领域值得关注的临床研究进展

作者	研究机构	研究概要	出版刊物	影响因子	临床实践意义	证据等级
赵维莅 *,许彭鹏等[1]	上海交通大学瑞金医院	回顾性分析弥漫大 B 细胞淋巴瘤中的 B 细胞功能基因突变	EBioMedicine	暂无	证实 DLBCL 的分子异质性,并发现 B 细胞功能基因突变在 DLBCL 疾病进展以及对利妥昔单抗疗效方面发挥重要作用	II 级
朱军 *,李娇等[6]	北京大学肿瘤医院	mTOR 抑制剂 everolimus 能够协同促进 BTK 抑制剂 PLS-123 的抗 T 细胞淋巴瘤效应	International Journal of Cancer	6.513	为 BTK 抑制剂联合 mTOR 抑制剂治疗 T 细胞淋巴瘤提供了科学依据	II 级
李晔雄 *,杨勇等[7]	中国医学科学院肿瘤医院	提高局部控制率能够延长早期结外 NK/T 细胞淋巴瘤患者生存	JAMA Oncology	16.559	放疗在早期结外 NKT 细胞淋巴瘤一线治疗中的重要性	I 级

* 通讯作者

参 考 文 献

1. Xu PP,Zhong HJ,Huang YH,et al. B-cell Function Gene Mutations in Diffuse Large B-cell Lymphoma:A Retrospective Cohort Study. EBioMedicine. 2017 Feb;16:106-114.

2. Xia Y,Xu-Monette ZY,Tzankov A,et al. Loss of PRDM1/BLIMP-1 function contributes to poor prognosis of activated B-cell-like diffuse large B-cell lymphoma. Leukemia. 2017 Mar;31(3):625-636.

3. Wang WG,Jiang XN,Liu ZB,et al. MYC Protein-positive Diffuse Large B-Cell Lymphoma Features an Activated B-Cell Receptor Signal Pathway. Am J Surg Pathol. 2017 Apr;41(4):541-549.

4. Liu B,Song Y,Liu D. Clinical trials of CAR-T cells in China. J Hematol Oncol. 2017 Oct 23;10(1):166.

5. Ying Z,Xiang X,Song Y,et al. Chimeric antigen receptor-modified T cells directed against CD19 in patients with relapsed or refractory CD19-positive B-cell lymphomas:interim analysis of a phase 1 study〔J〕. Lancet Oncology,2017,18:S9.

6. Li J,Wang X,Xie Y,et al. The mTOR kinase inhibitor everolimus synergistically enhances the anti-tumor effect of the Bruton's tyrosine kinase(BTK)inhibitor PLS-123 on Mantle cell lymphoma. Int J Cancer. 2018 Jan 1;142(1):202-213.

7. Yang Y,Cao JZ,Lan SM,et al. Association of improved locoregional control with prolonged survival in early-stage extranodal nasal-type natural killer/T-Celllymphoma. JAMA Oncol. 2017 Jan 1;3(1):83-91.

8. Xu PP,Xiong J,Cheng S,et al. A Phase II Study of Methotrexate,Etoposide,Dexamethasone and Pegaspargase Sandwiched with Radiotherapy in the Treatment of Newly Diagnosed,Stage IE to II E Extranodal Natural-Killer/T-Cell Lymphoma,Nasal-Type. EBioMedicine. 2017 Nov;25:41-49.

9. Kwong YL,Chan TSY,et al. PD1 blockade with pembrolizumab is highly effective in relapsed or refractory NK/T-cell lymphoma failing l-asparaginase. Blood. 2017 Apr 27;129(17):2437-2442.

10. Li L,Duan W,Zhang L,et al. The efficacy and safety of gemcitabine,cisplatin,prednisone,thalidomide versus

CHOP in patients with newly diagnosed peripheral T-cell lymphoma with analysis of biomarkers. Br J Haematol. 2017 Sep;178(5):772-780.

11. Ji MM,Huang YH,Huang JY,et al. Histone modifier gene mutations in peripheral T-cell lymphoma not otherwise specified. Haematologica. 2017.182444.

12. Huang H,Jiang Y,Wang Q,et al. Outcome of Allogeneic and Autologous Hematopoietic Cell Transplantation for High-Risk Peripheral T Cell Lymphomas:A Retrospective Analysis From a Chinese Center. Biol Blood Marrow Transplant. 2017 Aug;23(8):1393-1397.

中国临床肿瘤学黑色素瘤年度研究进展

中国临床肿瘤学会（CSCO）青年专家委员会

编　者　王　锋[1]　斯　璐[2]　许春伟[3]　王文娴[4]　李永恒[2]　徐　宇[5]

顾　问　郭　军[2]

编者单位　1.南京中医药大学附属八一医院；2.北京大学肿瘤医院；3.福建省肿瘤医院；4.浙江省肿瘤医院；5.复旦大学附属肿瘤医院

前　言

中国黑色素瘤的特点是发病率低、增长快、死亡率高。近年来，靶向治疗和免疫治疗在黑色素瘤方面取得了突破性进展，患者的生存期明显延长，生活质量得到极大改善。但是中国黑色素瘤的基础研究和临床工作均起步较晚，专门从事黑色素瘤工作的人员较少，尤其是中国幅员辽阔，地区经济发展不平衡，病人的集中度低，难以进行长期系统性观察和研究。因此，需要大力推进我国黑色素瘤诊治的专业化、标准化和规范化，最终实现个体化精准治疗的目标。

在中国医学论坛报、北大医学图书馆和 Clarivate Analytics SCI 的协助下，中国临床肿瘤协会（Chinese Society of Clinical Oncology, CSCO）青委会黑色素瘤组梳理了我国临床肿瘤学黑色素瘤年度进展，并在 2017 年 CSCO 学术年会上进行了口头汇报。本项工作一方面有助于发现我国临床研究与国际研究的差距，另一方面也有助于促进国内不同研究机构之间取长补短，为多学科领域融合和交叉借鉴提供重要依据。与欧美相比，中国黑色素瘤的发病类型和临床表现具有特殊性，我们要不断深入学习参考国外常见类型黑色素瘤的诊治和研究经验，更要关注中国特殊类型黑色素瘤亚型的特点。基于上述考虑，我们在规范化诊治的基础上，系统学习已经发表的重要文献、重要会议的公开发布资料和正在开展的临床研究和拟开展的工作计划，遴选出真正能改变当前和未来临床实践的文章，相信这项工作对我国黑色素瘤的学科发展起到总结提示和方向引领的作用。

第一部分　研究成果概要

汇总 2017 年 1 月 1 日至 2017 年 12 月 31 日所有中国学者发表的、临床研究相关的肿瘤学文章共 37 441 篇，黑色素瘤领域贡献 845 篇，占总体 2.26%。

1. 文章发表数量与杂志影响因子分析

分析国内发表黑色素瘤文献量前 20 名的杂志及其影响因子，中国研究者文章主要集中发表于影响因子小于 6 分的杂志，其中 *Oncotarget*、*Oncol Lett*、*Sci Rep* 发文量最高。进一步分析黑色素瘤领域主流的 20 种杂志及中国发表文章数目，如图 1 所示，发文的波峰

是 *Oncotarget*。进一步分析发现今年我国学者在 *N Engl J Med*、*Nature*、*J Clin Oncol*、*J Natl Cancer I*、*Ann Oncol* 等高影响因子期刊仍有斩获,但转化医学或者改变临床实践方面的文章仍然不多,因此我们要扩大黑色素瘤的研究深度和广度,发挥 CSCO 黑色素瘤专家委员会的作用,积极开展多中心基础和临床协作。

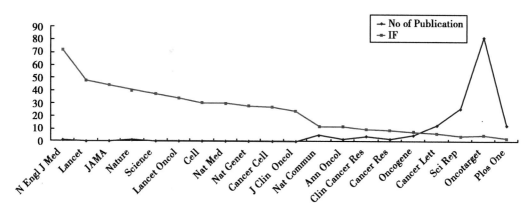

图 1 20 种重点杂志影响因子及发表黑色素瘤文章数量

2. 作者及研究机构的文章发表数量排名

统计文章发表量 3 篇及以上的前 13 名作者,如图 2 所示。数据的检索由北大图书馆提供,采用盲法进行筛查。

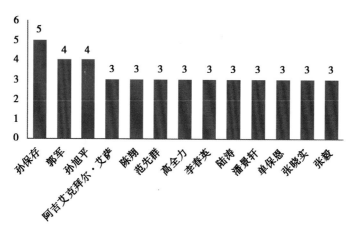

图 2 2017 年中国黑色素瘤领域作者发表量前 13 排名

进一步汇总发表文章量最多的 20 个研究机构,如图 3 所示,其中位居前 3 位的分别是中国科学院、中国医学科学院、复旦大学。这一排名结果与我们平时的认知,及上面的作者排名是相吻合的。同时,为了尽可能减少偏倚,还联系了各研究机构比较的年轻学者,让他们提供本机构近 1 年来所发表的重要文献。

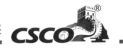

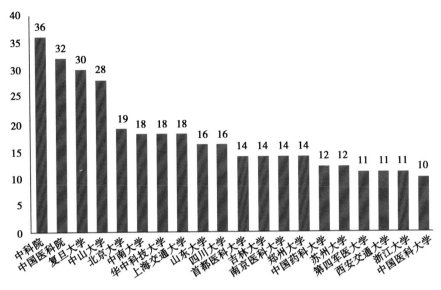

图3 2017年中国黑色素瘤领域发文量前20的研究机构

第二部分 主要研究进展

对所有入选文章进行系统性梳理,可将中国黑色素瘤的临床研究类型大致分为6类。如图4所示,分别为中国黑色素瘤的最新流行病学调查研究结果、黑色素瘤转化医学 - 分子靶点、影像学检查、特殊类型黑色素瘤的观察性研究、早期黑色素瘤的辅助治疗及晚期黑色素瘤的系统性治疗(包含化疗 ± 抗血管靶向治疗、针对特殊基因突变的特异性靶向治疗和免疫治疗等)的相关进展。

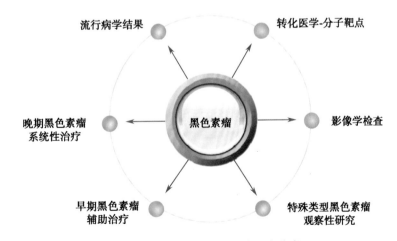

图4 中国黑色素瘤临床研究分类

1. 黑色素瘤流行病学

2016年赫捷院士团队在 CA Cancer J Clin 公布了2015年中国黑色素瘤的流行病学调查情况,结果显示中国黑色素瘤总发病率为0.8/10万,死亡率0.32/10万,其中男性发病率为

0.43/10 万,死亡率为 0.18/10 万;女性发病率为 0.37/10 万,死亡率为 0.15/10 万[1]。2017 年黑色素瘤流行病学数据未更新。目前澳洲、美国等发达国家黑色素瘤发病率增加但死亡率稳定,但我国的发病率和死亡率均明显升高,其原因有待进一步观察研究。在粘膜黑色素瘤方面,中国的 5 个中心对 706 例粘膜黑色素瘤流行病学概况进行总结,是迄今最大规模的流行病学调查,结果显示来源于不同解剖部位的粘膜黑色素瘤其分期、淋巴结和远处转移发生率、远处转移部位和生存期是相似的,为后续粘膜黑色素瘤的临床研究纳入人群提供重要依据,下一步工作是重新界定粘膜黑色素瘤分期,使之成为 AJCC 黑色素瘤第 9 版分期[2]更新的重要依据。

2. 黑色素瘤转化医学 - 分子靶点

近年来,靶向和免疫治疗药物极大地改善了晚期黑色素瘤患者的预后,探索新的治疗靶点和免疫治疗相关的疗效预测因子仍是黑色素瘤研究领域的热点和重点。

北京大学的孔燕教授和郭军教授等在探索黑色素瘤新的分子靶点方面进行了大量的工作,其中 MAPK 通路已被充分研究,涉及 KIT/RAS/BRAF/MEK 靶点。新的靶点包括 mTOR 通路(肢端和粘膜黑色素瘤)、Rb-CDK4 通路(肢端黑素瘤)和 GNAQ/11(粘膜黑色素瘤)正在逐步深入研究。

KIT/RAS/BRAF/MEK 靶点

北京大学肿瘤医院郭军教授团队开展了迄今最大队列的黄种人黑色素瘤驱动基因变异分析,回顾性分析了 2793 例黑色素瘤样本中 MAPK 和 TERT 通路关键基因突变情况及其临床意义,证实肢端黑色素瘤的 BRAF、C-KIT 和 NRAS 基因突变是生存期差的独立预后因素,而粘膜黑色素瘤仅 C-KIT 基因突变是独立预后因素,为亚洲黑色素瘤靶向治疗规范的确立提供了依据[3]。一项研究分析了 657 个黑色素瘤样本,发现 NRAS 扩增的发生率为 14%,且是预后不良指标,黑色素瘤细胞和 PDX 模型试验显示对 MEK 抑制剂敏感,表明 NRAS 扩增可能是黑色素瘤治疗的新靶点[4]。另外,郭军教授团队开展了 BRAF 基因 D594/G596 激酶失活突变与黑色素瘤预后相关性的研究,研究发现 D594/G596 突变患者的预后比 V600E 突变患者更好,中位 OS 分别为 45 个月和 25 个月(HR=0.45,95% CI 0.31~0.97,P=0.043)[5]。

mTOR 靶点

北京大学肿瘤医院郭军教授团队首次在粘膜黑色素瘤上进行研究,对 mTOR 通路中 $TSC1$ 基因分析,发现 $TSC1$ 基因突变率为 17.6%(16/91),且主要集中在 Ⅲ 和 Ⅳ 期患者。此外,$TSC1$ 基因突变患者比 $TSC1$ 基因未突变患者预后更差(24.0 个月 $vs.$ 34.0 个月,P=0.007)[6]。

肢端黑色素瘤 CDK 靶点

肢端型黑色素瘤是黄种人黑色素瘤最常见的病理亚型,北京大学肿瘤医院郭军教授团队分析了 514 例肢端黑色素瘤患者的 CDK4 信号通路相关基因拷贝数改变情况。研究发现 203 例(39.5%)存在 CDK4 基因扩增,137 例(26.7%)存在 $CCND1$ 扩增,310 例(62.0%)存在 p16INK4a 拷贝数缺失,进而在体外和 PDX 模型中证实了 CDK4 通路抑制剂对携带特定 CDK4 通路拷贝数变异的肢端型黑色素瘤细胞增殖有抑制作用[7]。因此 CDK 通路可能是亚洲肢端型黑色素瘤的一个潜在治疗靶点,是转化医学研究的又一重大发现,这意味着肢端型黑色素瘤患者有可能真正进入个体化靶向治疗的时代。

上述基因突变情况的阐明,不仅具有一定的预后价值,同时也为新药的研发提供了崭新的作用靶点。

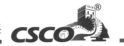

目前靶向药物的多项临床研究正在开展,主要有 mTORi、CDKi、MEKi 等靶向药物。

3. 黑色素瘤影像学检查

来自复旦大学附属中山医院的 Liu 等[8]报道了 $^{64}Cu(I)$ 用于黑色素瘤 PET 显像的初步可行性研究,他们共同运用 B16F10 和 A375 细胞株观察荷瘤小鼠中 $^{64}Cu(I)$ 的分布情况,结果发现与广泛运用于分子成像的 $^{64}Cu(II)$ 相比,B16F10 和 A375 细胞株表现出较高的摄取 $^{64}Cu(I)$。此外他们又发现人体 $^{64}Cu(I)$ 辐射吸收剂量与 $^{64}Cu(II)$ 相当,因此他们认为 $^{64}Cu(I)$ 有一定的实用价值,可以进一步研究它作为 PET 显像放射性评价。

4. 特殊类型和特殊部位黑色素瘤

北京大学肿瘤医院郭军教授团队前瞻设计、回顾性分析国内多个黑色素瘤中心的 706 例粘膜黑色素瘤患者,比较分析了不同原发部位患者的分期、转移模式、KIT/BRAF 基因突变状态和总生存时间。研究发现与其他部位来源者相比,口腔黏膜黑色素瘤出现区域淋巴结转移(31.7% vs. 19.8%,P=0.009)和肺转移(32.5% vs. 18.5%,P=0.007)的比例较高。泌尿道黏膜黑色素瘤发生肝转移的比例(31.0% vs. 17.1%)较其他部位原发者高,但尚未达到统计学意义(P=0.085)。该研究为全球首次比较不同原发部位粘膜黑色素瘤分期、转移模式的最大队列研究,为未来粘膜型黑色素瘤的临床研究设计和分期建立奠定了基础[2]。

郭军教授团队另一项研究通过全外显子和 RNA 测序揭示肢端黑色素瘤的基因谱,结果发现 27.3%(3/11)患者中 BRAF 基因 V28 密码子突变,进一步又发现 NRAS、KRTAP4-7、KRTAP4-5、MUC2 和 MUC21。RNA 测序揭示肢端黑色素瘤中 201 个基因发生上调,386 个基因发生下调[9]。

5. 早期黑色素瘤的术后辅助治疗

在皮肤黑色素瘤的术后辅助治疗方面其标准治疗为高剂量 IFNα;Ipi 对比安慰剂结果备受争议;粘膜黑色素瘤方面倾向于辅助化疗 4~6 周期(TMZ/DDP);头颈部粘膜黑色素瘤还需要局部辅助放疗;国际热点:基因突变患者(BRAFi、C-KITi);免疫治疗(Ipi、PD-1i)。

目前已启动多项临床研究,包括:化疗对比干扰素辅助治疗 220 例粘膜黑色素瘤Ⅲ期多中心随机对照研究,入组已结束,预计 1~2 年内发表结果;PD-1 单抗对比 HD-IFN 治疗肢端黑色素瘤和 PD-1 单抗对比化疗治疗粘膜黑色素瘤的临床研究,预计 3~5 年内发表结果。

北京大学肿瘤医院的郭军教授团队对携带 C-KIT 基因突变的术后高危复发黑色素瘤患者中开展了一项伊马替尼对比干扰素作为辅助治疗方案的Ⅱ期临床研究。研究纳入携带 KIT 9、11、13 号外显子的高危(ⅡB 至ⅢC 期)黑色素瘤患者 48 例,共有 16 例接受伊马替尼治疗,32 例接受大剂量干扰素治疗。截至 2015 年 10 月,接受大剂量干扰素的患者 RFS 为 29.8 个月(94% CI 23.3~36.3 个月),明显长于伊马替尼组(RFS 10.0 个月,95% CI 0-20.0 个月(P=0.029)。两组的中位 OS 均未达到,预计两组的中位 OS 较为相似,分别为 34.5 个月(4.6~37.3 个月)和 38.4 个月(12.3~40 个月)(P=0.5)。毒性与之前的报道相似。整体而言,在携带 C-KIT 基因突变的高危黑色素瘤患者中,伊马替尼与大剂量干扰素相比并不能延长患者的 RFS,因此不推荐在辅助治疗中应用伊马替尼治疗[10]。

该团队另一项研究全身免疫炎症指标和循环 T 细胞免疫指标预测高危肢端黑色素瘤患者高剂量干扰素治疗的分析,结果揭示在 226 例患者中单因素分析发现中性粒细胞与淋巴细胞比率≥2.35,血小板与淋巴细胞比率≥129,全身免疫炎症指标(SII)≥615×10^9/L,LDH 升高与 RFS 和 OS 缩短有关。另外,循环 T 细胞免疫指标(CTII)与 OS 缩短有关[11]。

6. 晚期黑色素瘤的治疗

晚期黑色素瘤的治疗可以分为传统化疗 ± 抗血管靶向治疗(DTIC:一线金标准,PTX/DDP/nab-PTX)、针对特定基因突变的特异性靶向治疗(BRAFi ± MEKi、C-KITi)和免疫治疗(抗CTLA-4 单抗 -Ipilimumab,PD-1 单抗 -Pembrolizumab 和 Nivolumab)等几个方面。2017 年靶向治疗和免疫治疗正在国内开展多项临床研究。下面将按类型详述:

(1)化疗 ± 抗血管靶向治疗:

北京大学肿瘤医院郭军教授团队回顾性分析替莫唑胺联合舒尼替尼治疗转移性黏膜黑色素瘤的疗效及安全性,结果发现纳入的 27 例患者中,原发肠道 4 例、泌尿生殖道 9 例、鼻咽部 5 例、口腔 7 例、食管 2 例,有 19 例患者既往接受过抗肿瘤治疗,替莫唑胺联合舒尼替尼治疗的中位治疗周期为 3.0。治疗后 ORR 为 19.2%,DCR 为 81.5%,中位 PFS(3.0 ± 0.7)个月,中位 OS(7.1 ± 0.9)个月。全组患者中有 4 例存在 *C-KIT* 基因突变,提示存在 *C-KIT* 基因突变 / 扩增的患者使用 C-KIT 抑制剂可能获益。联合治疗耐受性良好,仅 2 例患者因出现血小板抑制Ⅳ级,将舒尼替尼调整剂量为 25 mg/d。Ⅲ~Ⅳ级副反应包括血小板下降(19.2%)、白细胞下降(19.2%)和肝功能损害(3.9%),未发生治疗相关性死亡事件[12]。另一项阿帕替尼联合替莫唑胺治疗常规治疗失败的晚期黑色素瘤的疗效分析,研究发现 9 例晚期黑素瘤患者,剂量递增完成,未观察到剂量限制性毒性,常见不良反应包括高血压(33.3%)、手足皮肤反应(33.3%)、蛋白尿(22.2%)、白细胞减少(22.2%)、恶心(22.2%)、乏力(11.1%)等,均为 1-2级,最大耐受剂量目前未达到。截至 2017 年 5 月,7 例患者可评价疗效,1 例部分缓解(PR),4 例稳定(SD),2 例进展(PD),客观反应率为 14.3%[13]。

(2)针对特定基因突变的特异性靶向治疗:

中国 BRAFi 维莫非尼上市,与国外相比相同点在于有效率与国外一致,PFS 时间略长 5.5 vs. 8.2 个月;不同点为不出现继发皮肤鳞癌,安全性好,意义在于 BRAFi 是近 30 年来中国获批的第一个黑色素瘤药物,将改写指南,使更多患者获益。

靶向治疗不可避免会产生获得性耐药,北京大学肿瘤医院郭军教授团队参与的 PAK 通路驱动对 MAPK 抑制剂的获得性耐药研究为 BRAF 抑制剂耐药提供了后续治疗的理论基础,研究成果发表在 *Nature* 上[14]。

郭军教授团队既往证实了伊马替尼治疗 11 或 13 号外显子突变以及 *KIT* 扩增的晚期黑色素瘤的有效性,且研究成果被美国 NCCN 黑色素瘤诊治指南和头颈部诊治指南 2014 版采纳。但伊马替尼对于 *KIT* 基因 11 或 13 号外显子突变以及 *KIT* 扩增的黑色素瘤患者效果不如 BRAF 抑制剂治疗 *BRAF* 基因突变患者,因此该团队一直在尝试探索新型 *KIT* 抑制剂,以期获得更佳的疗效。

在探索新型 KIT 抑制剂道路上,郭军教授团队与 11 个国家 29 个中心合作开展了Nilotinib 治疗 *KIT* 基因突变的晚期黑色素瘤患者的全球Ⅱ期 TEAM trial 研究,入组 42 例*KIT* 基因突变患者接受 Nilotinib 治疗,其中 11 例患者(26.2%)获得 PR,20 例患者(47.6%)获得 SD,10 例患者(23.8%)获得 PD,1 例患者(2.4%)未评价疗效,中位 PFS 为 7.1 个月。11 例PR 患者中 10 例为 *KIT* 基因 11 号外显子突变,其中 4 例为 L576P,其中位 PFS 和 OS 分别为 4.2个月和 18.0 个月。本研究证实了 Nilotinib 对于 *KIT* 基因突变患者的有效性,并与先前报道的伊马替尼疗效相近[15]。另外郭军教授团队参与证实了 Mnk1/2 可能是 *KIT* 基因突变的黑色素瘤另一个潜在治疗靶点,研究成果发表在 J Clin Invest 上[16]。通过这项以及既往的系列

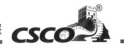

研究,完善了"MAPK 通路为靶点的晚期黑色素瘤个体化治疗模式"。

本年度郭军教授团队又大样本回顾性分析伊马替尼治疗 78 例 *KIT* 变异的晚期黑色素瘤的疗效和安全性,研究发现全组患者客观缓解率 22.4%,疾病控制率 60.6%。17 例部分缓解患者中,有 11 例为 11 或 13 号外显子突变。全组患者中位无疾病进展时间为 3.9 个月(95%CI 2.1~5.8 个月),中位总生存时间为 13.2 个月(95% CI 10.1~16.3 个月);1 年生存率 57%,2 年生存率是 36%,3 年生存率是 19%。最常见的不良反应包括水肿、乏力、食欲减退、皮疹、粒细胞下降(发生率均≥10%),未发现致命性药物不良反应[17]。

(3)免疫治疗:

中国免疫抑制剂相关临床研究正在如火如荼地开展,预计在 1 到 2 年内会获得结果,如 Ipi 对比 DTIC(180 例Ⅲ期多中心随机对照研究);Pembrolizumab(100 例Ⅰb 期多中心开放研究);JS-001(Ⅰ期研究、Ⅱ期多中心开放研究均已完成入组,JS-001 与达卡巴嗪对比一线治疗晚期黑色素瘤的Ⅲ期研究正在进行当中);SHR-1210(Ⅰ期临床研究进行中);XD-CIBI308(Ⅰ期进行中);BGBA-317(Ⅰ期多中心进行中)。

来自北京大学肿瘤医院郭军教授团队开展了一项针对不可手术的Ⅳ期黑色素瘤患者标准治疗后发生肝转移患者采用单纯疱疹病毒 1 型来源、编码 GM-CSF 的溶瘤免疫治疗方案(Orienx010)的Ⅰc 期临床研究,本组纳入 15 例患者,中位年龄 47 岁,女性 53.3%,其中眼部 40.0%(6 例),肢端 33.3%(5 例),粘膜 26.7%(4 例),研究发现不良反应均为 1-2 级,常见包括发热(80.0%),乏力(33.3%),注射部位疼痛(26.7%),恶心呕吐(20.0%),肝毒性(6.7%),白细胞减少(6.7%)。ORR 为 8.3%(其中 1 例 PR),DCR 为 41.7%(其中 1 例 PR,4 例 SD),持续时间在 8~16 周,中位 PFS 13.3 周,OS 尚未达到。本研究是Ⅰ期 Orienx010 评估不可手术的Ⅳ期黑色素瘤患者标准治疗后发生肝转移患者的临床试验,患者耐受性良好,并有潜在的获益,Ⅱ期研究正在进行中[18]。

7. 黑色素瘤相关综述

本年度北京大学肿瘤医院郭军教授团队对黑色素瘤免疫治疗方面进展进行了综述,对免疫治疗进行系统回顾并提出了一些新的思考[19]。另外中国台湾长庚国际医院的张文震等[20]对亚洲黑色素瘤患者的管理提出了一些见解和看法。

第三部分 总 结

综上所述,特殊类型黑色素瘤、针对特殊基因突变的靶向治疗以及免疫治疗是过去一年中我国黑色素瘤研究的热点。我国的专家学者在上述方面进行了大量的工作,为推进我国黑色素瘤科研事业做出了巨大的贡献。

过去十年 CSCO 黑色素瘤专家委员会为中国黑色素瘤事业奠定了坚实的基础,然而值得我们关注和反思的是,目前国内高水平黑色素瘤中心仍然较少,大多数研究为单中心研究,多中心合作研究的数量和质量亟待提高。期待明年我国各黑色素瘤研究中心能够加强学习交流、紧密合作,取得更多的高质量成果;同时也期望我国的黑色素瘤研究能够紧跟世界步伐,抓住国内外生物医药大发展的好时机,参与和领导更多的国内外临床研究,为中国和世界黑色素瘤事业作出更大的贡献。

附表　2017 年中国黑色素瘤领域重要进展

作者	研究机构	研究概要	出版刊物	影响因子	对临床实践的意义	证据级别
郭军[15]等	北京大学肿瘤医院	新型 C-KIT 抑制剂	Ann Oncol	11.85	总体有效率 26.2%，11 号外显子更为有效	II 级，多中心 RCT
郭军 *白雪[3]等	北京大学肿瘤医院	2793 例黑色素瘤的 MAPK 和 TERT 通路关键基因突变研究	Clin Cancer Res	9.6	证实肢端黑色素瘤的 BRAF、C-KIT 和 NRAS 基因突变是生存期差的独立预后因素，而粘膜黑色素瘤仅 C-KIT 基因突变是独立预后因素	II 级，大样本回顾性研究
郭军 *孔燕[7]等	北京大学肿瘤医院	514 例肢端黑色素瘤 CDK4/6 基因检测工作	Clin Cancer Res	9.6	肢端型中 p16INK4a 拷贝数缺失、CyclinD1 和 CDK4 扩增比例明显增高	II 级，大样本回顾性研究

* 通讯作者

参 考 文 献

1. Chen W，Zheng R，Baade P D，*et al*. Cancer statistics in China，2015. CA Cancer J Clin，2016，66（2）：115-132.

2. Lian B，Cui CL，Zhou L，et al. The natural history and patterns of metastases from mucosal melanoma：an analysis of 706 prospectively-followed patients. Ann Oncol，2017，28（4）：868-873.

3. Bai X，Kong Y，Chi Z，et al. MAPK pathway and TERT promoter gene mutation pattern and its prognostic value in melanoma patients：A retrospective study of 2，793 cases ［J］. Clin Cancer Res. 2017，23（20）：6120-6127.

4. Yan J，Wu X，Yu J，*et al*. Analysis of NRAS gain in 657 patients with melanoma and evaluation of its sensitivity to a MEK inhibitor. Eur J Cancer，2017，89：90-101.

5. Ma M，Dai J，Xu T，*et al*. Analysis of TSC1 mutation spectrum in mucosal melanoma. J Cancer Res Clin Oncol，2017，［Epub ahead of print］.

6. Wu X，Yan J，Dai J，*et al*. Mutations in BRAF codons 594 and 596 predict good prognosis in melanoma. Oncol Lett，2017，14（3）：3601-3605.

7. Kong Y，Sheng X，Wu X，*et al*. Frequent Genetic Aberrations in the CDK4 Pathway in Acral Melanoma Indicate the Potential for CDK4/6 Inhibitors in Targeted Therapy. Clin Cancer Res，2017，23（22）：6946-6957.

8. Jiang L，Tu Y，Hu X，*et al*. Pilot Study of（64）Cu（I）for PET Imaging of Melanoma. Sci Rep，2017，7（1）：2574.

9. Kong Y，Chi Z，Si L，*et al*. Whole genome and RNA sequencing reveal the distinct genomic landscape of acral melanoma. J Clin Oncol，2016，35（suppl）：abstr 9589.

10. 毛丽丽，王轩，孔燕，等. 伊马替尼对照干扰素辅助治疗 c-Kit 突变的黑色素瘤患者的 II 期临床研究. 中华临床医师杂志（电子版），2017，11（2）：202-207.

11. Yu J，Wu X，Yu H，*et al*. Systemic Immune-Inflammation Index and Circulating T-Cell Immune Index Predict Outcomes in High-Risk Acral Melanoma Patients Treated with High-Dose Interferon. Transl Oncol，2017，10（5）：719-725.

12. 唐碧霞，斯璐，迟志宏，等. 替莫唑胺联合舒尼替尼治疗转移性黏膜黑色素瘤的疗效及安全性. 中国肿瘤生物治疗杂志，2017，24（8）：870-874.

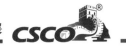
13. 崔传亮,盛锡楠,连斌,等.阿帕替尼联合替莫唑胺治疗常规治疗失败的晚期黑色素瘤的疗效分析.临床肿瘤学杂志,2017,22(6):548-552.

14. Lu H,Liu S,Zhang G,*et al*. PAK signalling drives acquired drug resistance to MAPK inhibitors in BRAF-mutant melanomas. Nature,2017,550(7674):133-136.

15. Guo J,Carvajal R D,Dummer R,*et al*. Efficacy and safety of nilotinib in patients with KIT-mutated metastatic or inoperable melanoma:final results from the global,single-arm,phase Ⅱ TEAM trial. Ann Oncol,2017,28(6):1380-1387.

16. Zhan Y,Guo J,Yang W,*et al*. MNK1/2 inhibition limits oncogenicity and metastasis of KIT-mutant melanoma. J Clin Invest,2017,127(11):4179-4192.

17. 毛丽丽,于思帆,陈含笑,等.伊马替尼治疗78例KIT变异的晚期黑色素瘤的疗效和安全性.中国肿瘤生物治疗杂志,2017,24(3):259-263.

18. Cui C,Liang B,Chi Z,*et al*. OrienX010 oncolytic viral therapy in phase Ic trial of intralesional injection in liver metastases among patients with stage Ⅳ melanoma after standard treatment. J Clin Oncol,2017,35(suppl):abstr e21013.

19. Yu Z,Si L. Immunotherapy of patients with metastatic melanoma. Chin Clin Oncol,2017,6(2):20.

20. Chang J W,Guo J,Hung C Y,*et al*. Sunrise in melanoma management:Time to focus on melanoma burden in Asia. Asia Pac J Clin Oncol,2017,13(6):423-427.

中国临床肿瘤学肝胆胰肿瘤
年度研究进展报告

2017 年 1 月~2017 年 12 月

中国临床肿瘤学会（CSCO）青年专家委员会

编　　者　龚新雷[1]　方维佳[2]　薛　军[3]　杨　田[4]　王楠娅[5]　吕　静[6]　汪进良[7]
　　　　　郑　怡[2]　范　丽[3]　严文韬[4]　朱呈瞻[6]
顾　　问　秦叔逵[1]
编者单位　1. 南京中医药大学附属八一医院；2. 浙江大学医学院附属第一医院；3. 华中科技
大学同济医学院附属协和医院；4. 海军军医大学附属东方肝胆外科医院；5. 吉林
大学一附院；6. 青岛大学附属医院；7. 解放军总医院

前　　言

　　肝胆胰肿瘤，包括原发性肝癌（其中 90% 是肝细胞癌）、胆道系统肿瘤和胰腺肿瘤，都属于消化系统恶性肿瘤，恶性程度高，预后差，治疗棘手，严重影响着人民群众的生命健康。由中国临床肿瘤协会（Chinese Society of Clinical Oncology，CSCO）青年专家委员会肝胆胰小组负责，在中国医学论坛报、北京大学第一医院图书馆和科睿唯安公司的协助下，我们系统梳理了 2017 年度我国临床肿瘤学肝胆胰肿瘤的有关进展。通过这次总结和回顾，一方面有助于发现我国临床研究与国际同行间的优势、特色和不足之处，另一方面也有助于促进国内不同研究机构之间优势互补，为不同医院、不同学科之间的互相学习、联系、交流和合作提供依据和帮助。

第一部分　研究结果概要

文献发表数量和杂志影响因子

　　汇总 2017 年 1 月 1 日至 2017 年 12 月 31 日所有中国学者发表的相关肿瘤学文章共37 441 篇，而在肝胆胰肿瘤领域有 7752 篇，占总体 20.7%，在各大瘤种中排名第一位。文章主要集中发表于影响因子（IF）小于 7 分的杂志；进一步分析发现今年我国肝胆胰肿瘤文献，主要是基础研究和回顾性的分析，有些在 IF 30 分以上的期刊也有发表，逐渐填补往年的空白，但对于转化医学或者改变临床实践方面的重要文章仍然不多。

2. 研究机构及作者发表文章数量排名：

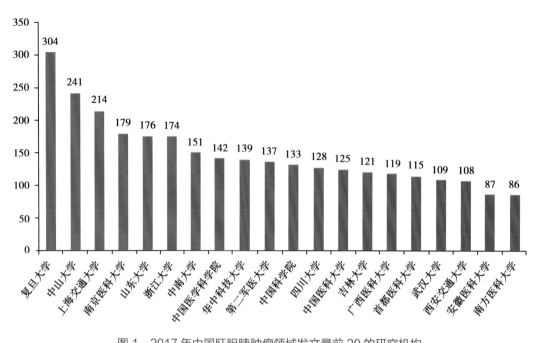

图 1　2017 年中国肝胆胰肿瘤领域发文量前 20 的研究机构

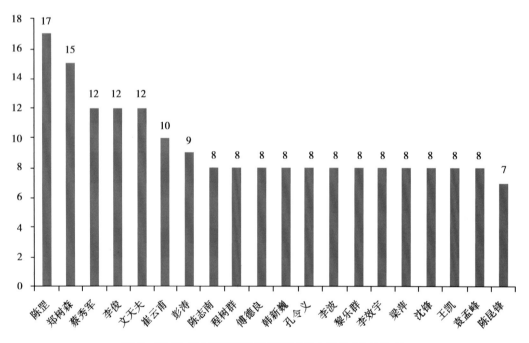

图 2　2017 年中国肝胆胰肿瘤领域发文量前 20 的作者

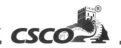

进一步汇总发表文章量最多的 20 个研究机构(图 1),其中位居前 3 位的分别是复旦大学、广州中山大学和上海交通大学,与 2016 年相比,复旦大学继续蝉联冠军,中山大学由 2016 年的第 5 位上升到第 2 位,而上海交通大学较 2016 年下降了一位。同时可以看到,位于 4-10 位的几家单位发表数量非常接近,这也体现了各个单位作为综合性大学的地位和实力。汇总发表文章量最多的 20 个作者(图 2),其作者发文量前 2 名的分别是广西医科大学的陈罡、浙江大学的郑树森,而浙江大学的蔡秀军、安徽医科大学的李俊和四川大学的文天夫并列第 3 位。

第二部分　主要研究进展

对所有入选的文章,综合分析以下三方面的指标来筛选年度重要研究进展:

(1) 文章在高影响因子杂志发表和被学科重要会议列入 oral presentation 或 poster discussion;

(2) 文章具有较高临床意义以及可实现性强的少量基础或转化文章;

(3) 文章的证据级别(Ⅰ类证据:多中心随机对照研究,有可能改变全球或中国的临床实践;Ⅱ类证据:单中心随机对照研究或较高影响力的转化医学研究;Ⅲ类证据:提出值得探索和争议的新问题研究)。

我们将筛选后的文献内容分为肝细胞癌(HCC)、胰腺癌和胆道肿瘤(包括肝内胆管癌)中国研究总结,并将经过专家集体讨论后指定的 3 项关键研究,推荐列为年度重要进展(附表),并将有关研究者信息、研究概要以及证据级别,以表格列在文末。

一、HCC 的中国研究总结

1. 手术治疗

北京协和医院的 Xu W[1]等探讨了连续肝门阻断对 HCC 患者手术的影响。作者从 1989 年 1 月到 2011 年 1 月,北京协和医院数据库中回顾性获取进行根治性切除术的 586 例 HCC 患者的资料,其中 290 例术中实施连续肝门阻断(PM 组),其中 163 例肝门阻断时间 <15 分钟(PM-1 组)和 127 例肝门阻断时间 15~30 分钟(PM-2 组),另外 296 例患者进行肝部分切除术时术中未行阻断(OF 组)。结果 PM 组的术中失血量明显少于对照 OF 组($P=0.005$),两组术后并发症的发生率相似,没有显著差异。无论是总生存(OS)和无病生存(DFS)在 PM 组和 OF 组之间无明显差异(P 值分别是 0.117 和 0.291),并且在 PM-1 和 PM-2 两组之间也没有明显差异(P 值分别为 0.344 和 0.103)。肝门阻断和阻断时间不是 OS 或 DFS 的独立危险因素。可见持续肝门阻断能有效地减少术中出血,并不影响 HCC 患者的预后。它仍然是肝脏切除手术的一个有价值的工具,特别是在困难、复杂需要较长肝门阻断时间的手术中。

杨田等[2]在 Hepatology 上报告了一项比较东、西方两个大型肝癌治疗中心手术切除治疗肝癌的模式和效果的研究。作者回顾性地收集了进行手术切除治疗的肝癌患者的相关资料,其中从上海东方肝胆外科医院收集了 1229 例作为东方组,从美国纽约西奈山医院收集了 268 例作为西方组。比较了两组之间的患者特征、术中变量、围手术期结果、总体生存率和复发时间等因素。倾向性得分匹配分析被用来最小化选择病人时的偏倚和干扰变量。在倾向性配对之后,又使用多变量 Cox 比例风险回归模型来确认总体生存率和复发时间的独立预测因素。结果显示在整个队列中,东方组的肝功能显著更差(Child评分高),肝癌分期更晚(多个肿瘤或者伴有血管侵袭或者不良分化的肿瘤),而两组患者死亡率和总体并发症发生率类似(所有的 P 均大于 0.05)。在平衡掉干扰因素之后,从两组中通过倾向性得分匹配分析,得到了 239 对病人。在匹配之后进行对比分析发现,西方组解剖性切除显著更多(西方为 69.5%,东方 33.9%;P<0.001),并且主要是肝切除(西方 38.1%,东方 27.2%,P=0.11),而东方手术时间更短(东方 120 分钟 ±38,西方 143 分钟 ±51,P<0.001)。两组的手术前和围手术期的死亡率和并发症发生率相似(所有的 P 都大于 0.05)。在经过匹配的队列中,两组的总体生存率和复发时间相似(P 分别为 0.396 和 0.979)。在本研究的整个队列里面,东方组的病人的总体生存率和复发时间显著更差。但是,在随后的倾向性匹配分析之后,东西方两组的总体生存率和复发时间变得相似。这提示整体队列之中观察到的巨大的预后风险差异是由患者的特征引起,而非两家医院的手术操作不同导致。当然,研究的结果可能受限于其回顾性研究的本质、有限的医疗中心以及不同中心采取的不同手术指征。还需要更多的大规模、大样本量的全球多中心前瞻性研究去进一步明确。

肝切除是超过米兰标准肝癌病人的有效治疗手段。但是,解剖性肝切除和非解剖性肝切除在此类病人中的治疗效果还没有被研究清楚。中山大学一附院 Li SQ 等[3]在 Surg 报告了一项比较超过米兰标准的肝癌的解剖性肝切除和非解剖性肝切除治疗效果的研究。研究总共包含了 546 例肝癌患者,264 例分入解剖性肝切除组,282 例分入非解剖性肝切除组。在初始的队列中,解剖性肝切除组包含了很多患有大肿瘤、多个肿瘤、门静脉癌栓、不完全的肿瘤囊和微血管侵犯等病症的患者。在倾向性得分匹配之后,177 对患者被筛选出来。匹配后患者基线情况包括肝功能和肿瘤负荷,在配对组中均衡一致。经过匹配后的非解剖性肝切除与解剖性肝切除的 3 年无复发生存率类似(分别为 36.5% 和 28.5%,P=0.448),对于 3 年总体生存率、复发模式和早期复发率,也得到了相似的结果(3 年总体生存率分别为 57.5% 和 50.3%,P=0.385;早期复发率分别为 57.6% 和 59.9%,P=0.712)。作者认为,对于超过米兰标准的肝癌的患者,解剖性肝切除和非解剖性肝切除带来的治疗效果相似。

四川大学华西医院[4]报告了一项回顾性队列分析,自 2007 年至 2016 年,756 名符合米兰标准的肝癌患者接受了根治性手术,经过长期随访,152 例患者出现肝内复发,其中 36 例患者接受的肝移植,116 例患者接受再次手术切除或射频消融治疗。对 2 组患者的临床资料进行统计学比较分析发现,接受肝移植患者的 DFS 明显优于接受手术或射频治疗的患者(P=0.002),尤其是对于晚期复发的患者(复发时间超过 12 个月,P=0.004)。出现肿瘤复发到原手术切除的时间是 OS 和 DFS 的独立预后因子。结果提示,对于根治术后远期复发的患者,肝移植的疗效可能要优于再次手术或射频治疗。

2. 内科治疗

瑞戈非尼同索拉非尼一样,也是一种多靶点、多激酶抑制剂,其作用靶点包括 VEGFR 1~3,TIE-2、RAF-1、B-RAF、BRAFV600、KIT、RET、PDGFR 和 FGFR。RESOURCE 研究[5]是一项全球多中心、随机、双盲、安慰剂对照的Ⅲ期临床研究,旨在评价瑞戈非尼对经索拉非尼治疗进展后的晚期 HCC 患者的有效性和安全性。研究在全球 21 个国家、152 个中心共纳入 573 例患者,按照 2:1 的比例进行随机分组(瑞戈非尼组 399 例,安慰剂组 194 例,作为疗效分析人群),其中 567 名患者接受了治疗(瑞戈非尼组 374 例,安慰剂治疗 193 例,作为安全性分析人群)。结果:相对于安慰剂,瑞戈非尼明显延长了 OS,风险比(HR)为 0.63(95%CI

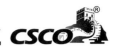

0.50~0.79,P<0.0001);瑞戈非尼组的中位 OS 为 10.6 个月(95%CI 9.1~12.1),而安慰剂组为 7.8 个月(95%CI 6.3~8.8),死亡风险降低了 37%。在次要终点无进展生存期(PFS)上,瑞戈非尼组同样具有显著优势(中位 PFS 3.1 个月 vs. 1.5 个月,P<0.0001)。所有瑞戈非尼组患者(374 例)和 93% 安慰剂组患者(179 例/193 例)报告了不良事件。最常见的临床相关的 3 或 4 级不良事件包括:高血压(瑞戈非尼组 57 例,15%;9 例,5%);手足皮肤反应(47 例,13%;1 例,1%);疲劳(34 例,9%;9 例,5%);腹泻(12 例,3%;0 例)。试验期间总共报告了 88 例死亡(5 级不良事件),其中瑞戈非尼组 50 例(13%),安慰剂组 38 例(20%)。研究者认为的试验药物相关死亡在瑞戈非尼组为 7 例(2%),安慰剂组为 2 例(1%),其中 2 例安慰剂组患者出现肝功能衰竭。研究结果表明,对于索拉非尼治疗失败后的 HCC 患者,瑞戈非尼显示出生存获益,这是索拉非尼上市 10 年以来,第一个在Ⅲ期研究中取得阳性结果的分子靶向药物。特别要强调的是,在此研究中,中国大陆及台湾地区共有 32 家中心参加了研究,共入组了 156 例 HCC 患者(137+19 例),位列全球各国第一,做出了重要的贡献。基于 RESOURCE 研究的结果,2017 年 4 月 27 日,美国 FDA 批准瑞戈非尼新增适应证:用于治疗索拉非尼治疗进展后的 HCC 患者。2017 年 12 月 12 日,CFDA 也批准了此项适应证。

GIDEON 是索拉非尼治疗晚期肝癌的全球前瞻性、观察性研究,共纳入了 39 个国家 3322 例患者。叶胜龙等[6]报告了一项该研究亚组分析的结果,评估了索拉非尼在不可切除的中国 HCC 患者中的安全性和有效性。共 338 例中国患者从全球研究中被挑选出来进行亚组分析。根据患者术前有无接受索非尼的治疗以及患者有无合并门静脉癌栓进一步分组。在未手术组,中位生存时间为 302 天(95% CI 244~377),从诊断至死亡的中位时间为 428 天(95% CI 352~556)。在手术组,半数患者生存达到 345 天,从诊断至死亡的中位时间为 1000 天(95% CI 750~2816)。中位 PFS 及中位至疾病进展时间(TTP)在两组间无明显差异。无门静脉癌栓组中位生存时间为 360 天(95% CI 309~435),中位 PFS 为 209 天(95% CI 166~264),中位 TTP 为 295 天(95% CI 209~463);而有门静脉癌栓组中位生存时间为 240 天(95% CI 181~296),中位 PFS 为 154 天(95% CI 112~202),中位 TTP 为 221 天。从诊断至死亡的中位时间前者为 750 天(95% CI 472~1000),后者为 420 天(95% CI 252~567)。治疗毒副作用与手术和门静脉癌栓状态无关。亚组分析的结果的提示,早期使用索拉非尼可以给不可切除的 HCC 和合并门静脉癌栓的患者带来生存获益。

Liu F 等[7]报告了 GIDEON 研究的中国人群的另一项亚组分析的结果,纳入了 338 例患者,观察终点是 OS、PFS、TTP 和安全性。在当前国内的临床实践中,索拉非尼的使用有两大模式:索拉非尼在 TACE 治疗之后开始使用(n=226),TACE 治疗同时开始服用索拉非尼(n=80)。两种治疗方式的基线不同,序贯治疗的患者的肝功能各方面比同步使用的患者较差,TACE 治疗后使用索拉非尼与同步使用两种治疗相比,中位 OS 为 354 天 vs. 608 天,中位 PFS 为 168 天 vs. 201 天,不良反应发生率分别为 33.3% 和 50.0%。可以看出,在真实世界中,索拉非尼通常在 TACE 治疗后肿瘤进展或肝功能变差时开始使用,在这种情况下,患者仍然获得了相对满意的生存结果。研究结果提示同步使用两种治疗方式能够使患者获益,但不排除基线不同导致的差异。

台湾大学医学院 Shao YY 等[8]探索了来那度胺作为二线用药治疗晚期 HCC 的疗效。该研究纳入了既往一线索拉非尼治疗进展,且 Child 评分为 A 级的 HCC 患者,口服来那度胺 25mg/ 天,d1-21,q4w。主要研究终点为 6 个月 PFS 率,早期甲胎蛋白反应定义为治疗开始 4 周内甲胎蛋白水平较基线下降 20%;通过动态增强磁共振评估病灶的血管反应,血管反应定义为在治疗 2 周后转运常数(K^{trans})下降 40%;同时分析了外周血淋巴细胞亚群的百分比。结果共入组 55 例患者,RR 为 13%,疾病控制率为 53%,6 个月 PFS 为 9.1%,中位 PFS 和 OS 分别为 1.8 个月和 8.9 个月。早期甲胎蛋白下降与疾病控制率(76% vs. 22%,$P=0.001$)以及较长的 PFS($P=0.020$)显著相关。磁共振血管反应评估与生存无明显相关。基线淋巴细胞亚群 B 细胞比例较高的患者能获得更好的疾病控制率(70% vs. 36%,$P=0.010$)以及更长的 PFS($P<0.001$)和 OS($P=0.042$)。研究结果提示来那度胺在晚期 HCC 的二线治疗中显示出了一定的抗肿瘤作用,其免疫调节作用还值得进一步的探索。

Lin SM 等报告了在中国台湾患者中一项开放性、Ⅳ期、单臂的研究[9],即 HATT 研究的结果。总共入组了 151 例患者,所有患者均接受索拉非尼(400mg,BID)治疗,其中 120 例为男性(80%),81 例(54%)为Ⅳ期患者;索拉非尼治疗后,所有患者的 OS、PFS 和 TTP 分别为 8.6 个月、2.7 月和 3.8 个月,疾病控制率及缓解率(仅部分缓解)分别为 48% 及 6.6%,肝功能由 Child A 级进展到 B 或 C 级的中位时间是 88 天,89.4% 的患者出现药物相关的不良事件,但没有新的或预期外的不良事件。最常见的 ≥3 级的药物相关不良事件和需要紧急治疗的不良事件是手足皮肤反应(13.2%)、腹泻(11.9%)和高血压(6.6%)。研究表明,相对于亚太其他国家和地区的人群,中国台湾地区人群应用索拉非尼治疗后,OS 和 TTP 有延长的趋势,索拉非尼的药代动力学暴露与肝功能状态无明确相关性。

3. 肝动脉栓塞化疗(TACE)和局部消融治疗

中山大学肿瘤防治中心 Pan T 等[10]报告了经皮 CT 引导射频消融治疗 HCC 淋巴结转移灶的有效性和安全性的研究。自 2004 年 1 月至 2013 年 12 月间,研究共纳入 119 名 HCC 合并淋巴结转移的患者,其中男性 115 名,平均年龄 51.3 岁,年龄范围 16~83 岁;女性 4 名,平均年龄 38.2 岁,年龄 23~47 岁。倾向得分匹配后,射频消融组与非射频消融组各选择 46 名患者。射频消融组的中位随访时间为 14.0 个月,非射频消融组为 13.8 个月。结果:119 患者中,87 例患者为区域淋巴结转移,32 例患者为远处淋巴结转移。倾向评分匹配调整后,各组之间的基线特征没有显著差异。射频消融组与非射频消融组相比,6 个月和 1 年总生存率分别为 87.0% 和 58.3%,62.4% 和 17.9%($P=0.001$)。射频消融后 3 个月的局部控制率为 84.4%,其中完全缓解率为 71.1%,部分缓解率为 13.3%。射频消融的并发症包括短期腹痛和局限性局部血肿,分别有 10 例(21.7%)患者和 5 例(10.9%)患者发生。研究表明经皮 CT 引导下射频消融治疗 HCC 淋巴结转移灶是一种安全有效的手段。

香港大学玛丽医院的学者报告了一项随机研究[11],将早期 HCC(孤立肿瘤直径≤5cm,或肿瘤数目≤3 个,每个肿瘤直径≤3cm)患者随机分为肝切除组和射频消融组,各入组 109 例患者,两组临床病理特征相似。结果发现射频消融组对比手术切除组,治疗时间短,出血少,住院时间短,而死亡率和并发症几率在两组相似。切除组和射频消融组的总体肿瘤复发率相似(分别为 71.3% 和 81.7%)。切除组 1 年、3 年、5 年和 10 年总生存率分别为 94.5%、80.66%、66.5% 和 47.6%,而射频消融组分别为 95.4%、82.3%、66.4% 和 41.8%($P=0.531$);切除组无病生存率分别为 74.5%、50.9%、41.5% 和 31.9%,而射频消融组分别为 70.6%、46.6%、33.6% 和 18.6%($P=0.072$);两组没有明显差异。研究表明,射频消融治疗早期 HCC 在肿瘤复发,总生存期和无病生存期方面并不优于肝切除。

对于超出米兰标准的 HCC 患者,肝脏切除术后复发是非常常见的。Li C 等[12]报告:

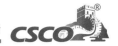

754 例超出米兰标准的 HCC 患者,459 例仅行手术切除,295 例术后辅助 TACE 治疗,通过倾向评分匹配来调整两组患者基线时的差异。结果发现 HCC 患者单纯手术与手术联合术后 TACE 对比,手术组 1、3、5 年的 RFS 分别为 76.7%、40.4% 和 30.8%,联合 TACE 组分别是 78.3%、50.5% 和 46.2%,手术组的 OS 分别为 94.1%、58.3% 和 36.3%,联合 TACE 组 OS 的分别为 95.3%、、71.3% 和 54.9%。多元 Cox 比例风险回归分析显示,单纯手术切除是术后复发和长期生存的独立危险因素。一对一倾向评分匹配后,对 284 例单纯手术切除的患者和 284 例手术后进行辅助 TACE 的患者进一步分析,也观察到类似的结果。研究表明,对于超出米兰标准的 HCC 患者,手术联合 TACE 治疗可能是有益的,术后辅助 TACE 治疗可以考虑应用于此类患者。

TACE 和根治性治疗的组合(包括移植,手术切除和射频消融)治疗 HCC 一直是近年来有颇有争议的问题。华西医院 Lei JY 等报告了一项研究[13],作者分析了 1560 例巴塞罗那分期(BCLC)A 期和 B 期肝癌患者,分别接受射频消融(RFA),手术切除、肝移植(LT)或联合术前进行 TACE 治疗。结果发现 1、3、5 年总生存率和无瘤生存率在根治性治疗组与联合 TACE 治疗组之间,在根治性治疗的各个亚组(移植,手术切除和射频消融)均没有明显差异 ($P>0.05$);在亚组分析中,根据 BCLC A 期或 B 期,联合 TACE 的优势也没有观察到 ($P>0.05$);提示联合行 TACE 治疗不能改善总生存率。中性粒细胞淋巴细胞比值(NLR)超过 4、有多个肿瘤、BCLC B 期、组织学分级差是明显的预后不良因素。总之,术前辅助 TACE 不能延长接受 RFA、切除或手术的患者的长期总生存率和无瘤生存率,因此,尽管其相对安全性和可行性,不建议在肝癌根治性治疗前,将术前辅助 TACE 作为常规程序。

TACE 是 BCLC 分期 A、B 期和不能手术的 HCC 患者的首选治疗。然而,对于肿块较大的患者(直径≥10 厘米)的,TACE 的疗效还远远不能令人满意。He MK 等[14]报告了一项非随机的 II 期临床研究,入组的患者均是不能手术切除的巨块型肝癌,治疗方案包括 mFOLFOX 肝动脉灌注化疗(HAIC 组):奥沙利铂,85mg/m²;醛氢叶酸,400mg/m²;5-氟尿嘧啶,400mg/m² 推注然后 2400mg/m² 持续动脉输注;每 3 周重复;TACE 组是应用表阿霉素(50mg)、洛铂(50mg)、丝裂霉素(6mg)以及液碘油和聚乙烯醇颗粒。结果:共有 79 例患者入组,其中 38 例进行肝动脉灌注化疗,41 例进行 TACE。HAIC 组的部分缓解率和疾病控制率(52.6% vs. 9.8%,$P<0.001$;83.8% vs. 52.5%,$P=0.004$)要明显优于 TACE 组,HAIC 组和 TACE 组的中位 TTP 分别是 5.87 个月和 3.6 个月(HR=2.35,95% CI:1.16~4.76,$P=0.015$)。HAIC 组有更多的患者能够去接受手术切除(10 vs. 3,$P=0.033$)。HAIC 组的 3、4 级不良事件和严重不良反应的发生率要低于 TACE 组,TACE 组有更多的患者因为出现治疗相关的不良事件而停止治疗或退出研究(10 vs.2,$P=0.026$)。作者认为:应用改良的 FOLFOX 方案肝动脉灌注化疗,相对于 TACE 能够获得更好的治疗反应,严重不良反应的发生率降低,可能是不能手术的巨块型肝癌一线治疗的一个有效方法。

浙江省肿瘤医院的邵国良团队开展了一项前瞻性研究[15],总共 522 例患者纳入研究,所有患者均在 TACE 治疗后进行 CT 引导下的射频消融治疗,在治疗前 1 天和治疗后 1 月患者接受磁共振弥散加权成像(MR-DWI)和 CT 灌注成像(CT-PI)检查。用改良的 RECIST 标准进行肿瘤评估,同时监测 AFP、进行生存随访。结果:TACE 联合 CT-RFA 的总有效率(CR+PR)是 82.95%,出现 CR、PR 的患者,肝血流量(HBF)、肝血容量(HBV)、表面通透性(PS)、肝动脉灌注量(HAP),和肝脏灌注指数(HPI)水平要明显低于那些疗效是 SD 和 PD 的患者,而造影剂平均通过时间水平要更高;表观弥散系统值也更高,受试者工作特性(ROC)曲线分析表明,AFP、HBV、PS、HAP、HPI、ADC 的曲线下面积都超过 0.7,而 HBF、MTT、PVP 的曲线下面积均小于 0.7。治疗后出现复发的患者,其 AFP、HBF、HBV、PS、HAP 和 HPI 水平要明显高于没有复发的患者,而 MTT 和 ADC 水平要低于没有复发的患者。研究表明 MR-DWI 和 CT-PI 可以有效评价 TACE 联合 CT-RFA 治疗的效果并能监测有无复发。

4. 发病、诊断与预后评估

中国台湾学者报告了一项关于噻唑烷二酮类药物(TZDs,如曲格列酮、罗格列酮、吡格列酮、环格列酮等,这些药物主要用于治疗糖尿病)对糖尿病(DM)患者发生 HCC 风险的影响的研究[16]。作者根据台湾地区民众健康保险研究数据库的数据,在台湾进行了基于人群的病例对照研究。在 2000 年至 2010 年期间,共有 76 349 名新确诊的 DM 患者,其中分别有 3026 名和 12 104 名患者接受或没有接受 TZDs。比较频率与年龄、性别和索引日期相匹配,不包括基线时的癌症患者。多变量 Cox 比例风险回归分析显示 HCC 的发生率在 TZD 组(418.3 与 484.6 每 100 000 人年)显著下降(HR=0.53,95% CI:0.38~0.77)。在分层分析,HCC 风险降低在无肝硬化,乙型肝炎、丙型肝炎、非酒精性脂肪肝疾病、终末期肾脏病和高脂血症等合并症的糖尿病患者中,效果更显著。男性、肝硬化、乙型肝炎和丙型肝炎是预测 HCC 的重要独立危险因素(HR 分别为 1.43,13.96,2.31 和 2.15)。这项研究表明,使用 TZDs 可以降低 DM 患者发生 HCC 的风险。伴有肝硬化和 / 或乙 / 丙型肝炎的合并症似乎与发生 HCC 的风险极度增加有关,应密切监测这些高危患者。

中山大学的徐瑞华等[17]报告了一项循环肿瘤 DNA 甲基化标志物用于 HCC 的诊断和预后评估的研究,作者通过比较 HCC 组织和正常白细胞,鉴别出 HCC 特异性甲基化标志物,结果显示 HCC 的 DNA 与血浆循环肿瘤 DNA 的甲基化谱高度相关。作者的团队使用大量循环肿瘤 DNA 样本,包括 1098 名 HCC 患者和 835 个正常对照患者,构建了诊断预测模型,该模型有较高的诊断特异性和灵敏度(P<0.001),并与肿瘤负荷,治疗反应和分期高度相关。此外,还构建出能有效预测预后和生存的模型(P<0.001)。研究通过大样本的临床队列,证实了循环肿瘤 DNA 甲基化标记物在 HCC 的诊断、监视和预后中的作用。

Luo P 等[18]从国内多家医疗中心招募了包含健康对照、乙肝病毒感染、肝硬化和肝癌患者共计 1448 名个体入组。应用基于液相色谱和质谱分析的代谢组学方法来描述研究对象的血清代谢谱特征,从而检查、确认可能的肝癌标志物。作者构建了含有苯丙氨酰色氨酸和甘胆酸盐的血清代谢标志物模板。该模板在诊断、区分肝癌和具有高风险的肝硬化人群的表现上优于甲胎蛋白(AFP)。例如,对于发现集、测试集和验证集的队列 1,使用模板得到的受试者工作特征曲线(ROC)的曲线下面积分别为 0.930、0.892 和 0.807,而甲胎蛋白则分别为 0.657、0.725 和 0.650。在巢式病例对照研究中,该模板检测出潜伏期肝癌的敏感性较高(80.0%~70.3%),而与甲胎蛋白检测相结合之后能更好的在临床诊断之前预测潜伏期肝癌的风险。除此之外,该模板在诊断小肝癌时 ROC 曲线下的面积比甲胎蛋白更大(分别为 0.866 和 0.682),并且 80.6% 的甲胎蛋白假阴性的肝癌患者在测试集中能够正确的被该模板诊断出来,而这一点也被验证集加以证实。作者又使用来源于其他两种肿瘤的血清和肝癌组织样本来分别对此标志物的特异性和生物相关性进行了进一步的评估。从研究结果可以看出,血清代谢标志物模板展现出了良好的在高危人群中早期诊断肝癌的能力。

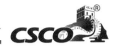

He W 等[19]建立了一种列线图模型,用于预测进行过根治性切除后再次复发的肝癌患者的 2 年和 5 年生存率。作者根据 638 名根治性切除后复发的肝癌患者的资料建立了列线图(大部分病人合并有乙肝病毒感染),数据来源于广州中山大学肿瘤中心 2007 年至 2013 年的病例。中位随访时间为 39.7 个月,手术后前两年内每 3~4 个月对患者进行评估,之后为每 3-6 个月一次。列线图的构建是基于与肝癌复发后生存率独立相关的变量,包括抗病毒治疗、复发时的白蛋白、胆红素和甲胎蛋白水平、首次切除到复发的时间、肿瘤复发的大小、位置和数量以及针对复发的治疗手段。作者使用从 2002 年到 2009 年同一机构收治的 213 名患者成的独立内部队列,并用其他两个中心的 127 名患者组成的外部队列来验证该列线图。使用 C 指数来测量该列线图的预测精度,并将其与 BCLC 分期系统进行对比。结果:列线图预测患者生存率的 C 指数为 0.797(95% CI:0.765~0.830),优于 BCLC 分期系统(C 指数是 0.713,95% CI:0.680~0.745)(P<0.001)。列线图准确的把患者分为了高、中和低生存率的三个亚组:每组患者在肝癌复发两年之后依然存活的比例为 91.2%、67.6% 和 23.8%;在肝癌复发 5 年之后依然存活的比例分别为 74.9%、53.3 和 9.1%。预测内部验证队列的 C 指数为 0.756(95% CI 0.703~0.808),而在外部验证队列则为 0.747(95% CI 0.701~0.794)。

上海东方肝胆外科医院 Yuan S 等[20]使用微阵列、测序和 RT-PCR 技术测量了 94 名 HCC 患者中 mRNA 和 lncRNA 的表达,所有患者均来自上海队列,每个患者都是被明确判定具有低或高风险转移可能。利用肿瘤与瘤旁组织 mRNA 和 lncRNA 的表达差异,作者选出由 5 个 mRNA 和 1 个 lncRNA 组成的转移标志,进而建立广义线性模型来预测肿瘤转移概率。采用转移概率为 0.7 作为界值,将上海队列中的患者分为低风险和高风险转移两组,其特异性和敏感性分别为 96% 和 74%。此外,在验证队列中(其他 4 个中心 567 例 HCC 患者),高风险转移患者的总体生存期和无复发生存期明显更短(每个队列,P<0.05),有多个高风险转移标志的早期 HCC 患者预后较差。最后,Cox 回归分析显示转移概率是一个独立的危险因素,与 HCC 患者术后复发和生存相关(HR 2.98~16.6,P<0.05)。作者认为这种 6 基因转移标志适用于 HCC 患者预后预测,在多中心的队列研究中也表现稳定性和可重复性。

上海中山医院的孙惠川团队[21]通过回顾性分析 4166 例在该院手术的肝癌患者资料,构建 COX 多元危险度因素分析模型,最终选定了:年龄、乙肝病毒表面抗原、乙肝病毒 e 抗原、部分凝血酶原时间、总胆红素、碱性磷酸酶、甲胎蛋白、谷酰肽转移酶、肿瘤大小、肝硬化、血管侵犯、分化程度、肿瘤数目和有无包膜共 14 个变量值,以此构建上海评分系统,并用 Harrell's 一致性指数来检测效力。选取 2009—2012 年期间在上海中山医院手术的 1978 例患者,东方肝胆外科医院 808 例和天津医科大学肿瘤中心的 244 例患者,作为外部验证队列,通过倾向得分匹配分析,对辅助治疗的选择应用上海评分系统进行。结果发现上海评分系统对 HCC 术后患者显示出较好的校准和区分能力;上海评分系统还为选择何种辅助治疗(TACE 或 α- 干扰素)提供评估,通过评分,区分出低危的亚组人群,手术后仅定期随访即可,而中危或高危组术后推荐进行辅助治疗。最后,通过此评分系统建立了个体化辅助治疗和预测预后的在线服务器。通过迄今为止最大数量的患者队列,作者建立的上海评分系统,操作简单,可以个体化预测接受手术治疗的中国 HCC 患者的预后。

Albumin-Bilirubin(ALBI)评分是一种新的用于 HCC 患者肝功能和预后的评分系统。中国台湾的 Kuo YH 等[22]观察了 ALBI 评分在接受索拉非尼治疗的 HCC 患者的应用情况。作者对总共 415 例接受索拉非尼治疗的、肝功能 Child-Pugh A 级的进展期 HCC 患者进行定期观察,每两个月一次进行影像学评估和肝功能是否恶化的判定,索拉非尼治疗失败的患者最终纳入分析。结果有 260 例患者入组,基线时 ALBI 评分为 I 级的 98 例(37.7%),II 级的 162 例(62.3%);ALBI 评分 II 级的患者相对于 I 级有更多的患者因为肝功能恶化而停止索拉非尼的治疗(33.3% vs.14.3%,$P<0.001$),基线时 ALBI 评分为 I 级的患者的生存明显要好于 II 级的患者(8.5 月 vs. 4.4 月,$P=0.003$)。Cox 回归分析证实,基线 ALBI 评分 II 级($P<0.001$)和治疗期间 ALBI 评分等级增加($P<0.001$)与患者的死亡率明显相关。而索拉非尼治疗结束时的 ALBI 评分和是否有肝功能恶化,与后续治疗能否获益相关。研究表明,基线时的 ALBI 评分和治疗期间的评分变化可以有助索拉非尼治疗的疗效预测。

二、胰腺癌的中国研究总结

1. 筛查与诊断

胰腺癌在确诊时,通常已经是中晚期。中国台湾学者 Chang MC 等[23]开展了一项在台湾地区进行的前瞻性队列研究;共 165 个家庭的 303 例具有胰腺癌发病风险的个体被纳入该研究,所有人均接受阳离子胰蛋白酶原(PRSS1)基因和丝氨酸蛋白酶抑制剂 Kazal1 型(SPINK1)基因检测。根据家族史和基因检测将他们分为高危、中危和低危三个组。所有筛选个体均进行磁共振成像与磁共振胰胆管成像(MRCP)检查。在这些个体中,平均年龄为 51.1 岁,其中男性占 38.3%;24/303 例(7.9%)个体中发生 PRINK1 突变,7/234 例(0.3%)发生 SPINK1 突变。19 例(6.3%)发生胰腺病变,其中胰腺癌 7 例,胰腺粘液性肿瘤 4 例。受累成员中胰腺癌发病的最早年龄是所有风险组中胰腺癌发病的独立危险因素。糖尿病在中、低危组与胰腺癌发生风险增加有关(OR 45.8,95%CI 13.82~151.64,$P=0.001$)。低危个体中家族性非胰腺癌恶性肿瘤家族史与 MRI 异常相关(OR 8.4,95%CI 3.29~21.88,$P<0.0001$)。该筛查非常安全,没有任何并发症。此项胰腺癌筛查可能有益于具有胰腺癌家族史的风险个体,诊断率与以前的研究相似。而 MRCP 作为首选的筛查方式安全有效。未来的研究应该是在不同的风险人群中量身定制特定的胰腺癌筛查策略。

同济医院 Cheng B 等开展了一项大规模、多中心的研究[24],比较对有胰腺和腹部包块的患者进行细针活检(FNB)和细针抽吸活检(FNA)来诊断的精确程度。从 2014 年 12 月到 2016 年 1 月期间,在国内 5 家三甲医院,经超声内镜检出胰腺、腹腔、纵隔或盆腔有大于 1cm 的包块的 408 名患者,随机(按照 1∶1 的比例)分入 FNA 评价组(n=190)和 FNB 评价组(n=187)。在超声内镜确认病灶之后,样本被从每根针的 4 个通道收集起来。所有的步骤都由有经验的超声内镜技师完成,细胞和病理检验人员对样本收集方法不知情。病人至少随访 48 周,最终的诊断结果在手术、图像分析或者病灶分辨之后获得。首要目标是比较超声内镜联合 FNA 或者 FNB 对于所有包块的诊断率,然后再分别诊断胰腺和非胰腺包块;次要目标是组织学样本的质量问题。对于所有的病例,根据患者的最终诊断结果,FNB 的诊断准确率为 91.44%,而 FNA 为 80.00%($P=0.015$)。在有胰腺包块的患者中(n=249),FNB 分析的准确率为 92.68%,而 FNA 的准确率为 81.75%($P=0.099$)。在胰腺包块的细胞学分析中,FNB 准确诊断了 88.62% 的病灶,而 FNA 则为 79.37%($P=0.00468$)。在检测非胰腺样本时,FNA 和 FNB 的诊断率相似。此项前瞻性研究的结果表明,对于胰腺包块,超声内镜引导的细针活检的诊断准确率高于超声内镜引导的细针抽吸活检。而对于非胰腺组织而言,超声

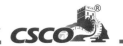

内镜引导的细针活检和超声内镜引导的细针抽吸活检的诊断率则没有差异。

2. 手术

腹腔镜下保留脾脏的胰体尾切除术(LSPDP)主要适用于位于左半胰腺良、恶性肿瘤。北京协和医院的 Dai MH 在 Br J Surg 上报告了一项研究[25],将 LSPDP 与腹腔镜下切除脾脏的胰体切除术(LSPS)进行对比,比较两种保留脾脏的技术(脾静脉保留和 Warshaw 技术),并研究影响脾脏保留的因素。作者回顾性分析 206 例患者的资料,都是 2004 年 12 月到 2016 年 1 月之间在该院进行腹腔镜下胰体切除术的患者,其中 126 名计划进行 LSPDP,80 名计划进行 LDPS,而最终 108 名进行了 LSPDP,98 名进行了 LDPS。在意向性分析中,LSPDP 组的手术持续时间显著少于 LDPS 组(分别为 191.0 分钟和 220.5 分钟,$P<0.001$),肿瘤大小是在计划保留脾静脉手术中最终进行脾静脉切除的独立危险因素,选取 3 厘米作为界限值能够提供良好的精确度。在中位随访 35.9 个月后,没有一例患者在 LSPDP 术后发生消化道出血和有临床意义的脾梗死。作者认为,计划进行 LSPDP 手术,保留脾脏的比率更高,并比 LDPS 有更短的手术时间;可以用 3 厘米的肿瘤大小界值来预测是否保留脾静脉。

南昌大学一附院的 Zhang GQ 等报告了一项回顾性研究[26],比较胰十二指肠切除术(PD)术前恶性胆道梗阻患者,行鼻胆管引流(ENBD)和内镜逆行胆管引流(ERBD)的疗效。通过对 2009 年 1 月至 2016 年 7 月之间接受术前内镜胆道引流术的 153 例患者的资料进行分析,其中行 ENBD 患者有 102 例(66.7%),行 ERBD 的患者 51 例(33.3%)。内镜下括约肌切开术在 ENBD 组中的发生率要明显低于 ERBD 组($P=0.039$)。ENBD 组的经内镜胆管引流术(EBD)持续时间短于 ERBD 组($P=0.036$)。EBD 后,两组患者的总胆红素(TB)和谷丙转氨酶(ALT)水平明显下降,ERBD 组 TB 和 ALT 下降幅度均高于 ENBD 组($P=0.004,P=0.000$)。但 ERBD 组 EBD 手术相关胆管炎发生率显着高于 ENBD 组($P=0.007$)。PD 术后根据 Clavien-Dindo 分级系统两组并发症发生率差异无统计学意义($P=0.864$)。而 ENBD 组 PD 腹腔深部感染的发生率明显低于 ERBD 组($P=0.019$)。男性(OR=3.92,95%CI:1.63~9.47,$P=0.002$)、较软胰腺质地(OR=3.60,95%CI:1.37~9.49,$P=0.009$)、胆管狭窄长度(≥1.5cm)(OR=5.20,95% CI:2.23~12.16,$P=0.000$)和 ERBD 方法(OR=4.08,95%CI:1.69~9.87,$P=0.002$)是 PD 术后腹腔深部感染的独立危险因素。作者认为,在 PD 术前,ENBD 是治疗恶性远端胆管梗阻的最佳方法。就患者耐受性和胆汁引流的效果而言,ERBD 优于 ENBD,但同时与 PD 术后 EBD 手术相关胆管炎和腹腔深部感染的风险增加有关。

3. 内科治疗

FOLFIRINOX 方案化疗治疗晚期胰腺癌的客观缓解率高,能够明显改善患者的预后。但由于是四药联合,不良反应发生率较高,限制了其在临床特别是中国患者的应用,并且对于国人患者如何优化方案还没有共识。浙江大学第二附属医院的 Li X 团队[27]设计了一种改良的 FOLFIRINOX 方案,其中奥沙利铂的剂量为 FOLFIRINOX 原方案中的 85%,伊立替康的剂量为原方案的 75%,同时取消 5- 氟尿嘧啶的推注;总共入组了 62 例患者,其中可评价患者 40 例,RR 是 32.5%(13/40);常见的 3、4 级不良事件主要是中性粒细胞减少(29%)和谷丙转氨酶升高(14.5%),未观察到与治疗相关的死亡;中位 OS 和中位 PFS 分别为 10.3 个月和 7 个月;作者认为,改良的 FOLFIRINOX 方案显著提高了治疗耐受性,而有效率与原方案相当,值得在中国患者中推广应用。

北京首都医科大学世纪坛医院 Jiang N 等[28]在 Clin Cancer Res 杂志发表了树突状细胞 / 细胞因子诱导的杀伤细胞(DC-CIK)免疫治疗联合 S-1 治疗晚期胰腺癌的前瞻性研究的结果。47 例晚期胰腺癌患者,分别接受 DC-CIK 联合 S-1、单用 DC-CIK、S-1 单药或最佳支持治疗。结果显示:与单用 DC-CIK(128 和 85 天)、S-1 单药(141 和 92 天)和最佳支持治疗(52 和 43 天,$P<0.001$)相比,DC-CIK 联合 S-1 治疗显著延长了中位 OS 和 PFS(212 天和 136 天)。DC-CIK 联合 S-1 治疗和接受过 2 个或更多的 DC-CIK 治疗周期是 PFS 和 OS 的独立预后因素。PBMC 表型分析显示,在接受过 DC-CIK 治疗后,CD3[+],CD3[+]/CD4[+],CD8[+]/CD28[+] T 细胞亚群显著升高,CD3[+]/CD8[+],CD3[+]/CD16[+]/CD56[+] 和 CD4[+]/CD25[+]T 细胞亚群明显下降。另外,14 例接受 DC-CIK 治疗的患者中有 4 例 cfDNA 中的突变频率下降,并且生存期更长。整个研究中未发生 3 或 4 级的不良反应。研究结果提示,DC-CIK 输注联合 S-1 治疗晚期胰腺癌安全有效,能延长患者 PFS 和 OS,并能调节的外周血免疫细胞群。

4. 放疗

立体定向放疗对高龄的进展期、不能手术治疗的胰腺癌患者的作用仍存在争议。长海医院的 Zhu X 等[29]回顾性分析了在 2012~2015 年间,417 例接受立体定向放疗的老年胰腺癌患者的资料。患者的处方剂量为 30~46.8 Gy/5-8f,中位年龄为 73 岁,中位 OS、PFS、局部无复发生存(LRFS)和无远处转移生存期(DMFS)分别为 10、8、10 和 9.5 个月;一年的 OS、PFS、LRFS 和 DMFS 分别为 35.5%、18.2%、26.6% 和 27.1%。肿瘤分期、6 个月内出现肿瘤缓解和 3 个月内 CA19-9 水平降至正常,是 OS、PFS、LRFS 和 DMFS 的独立预后因素。早期患者、出现肿瘤缓解和 CA19-9 水平降至正常显著影响患者的 OS、PFS、LRFS 和 DMFS。应用 5-氟尿嘧啶前体药物化疗联合放疗的患者,生存期要优于基于吉西他滨为主的化疗联合放疗的患者。接受 BED 10≥60Gy 剂量的患者相对于 BED 10<60Gy 可以取得更好的肿瘤缓解。在不良反应方面,有 2 例患者出现 4 级的肠狭窄,没有 3 级或更高级别的血液毒性发生。研究结果提示立体定向放射治疗老年晚期、不能手术的胰腺癌安全有效。早期出现缓解提示预后较好,高剂量放疗可能有助于提高疗效,但还需要进一步研究确认。

三、胆道肿瘤

复旦大学附属中山医院的 Zheng BH[30]团队,对肝内胆管癌患者的术前预后因素,提出了一种新的预后评估系统;该团队回顾性分了 246 例接受根治性肝切除术的 ICC 患者,按照 2:1 的比例,随机分为训练组(n=164)和验证组(n=82),采用多元 Cox 比例风险回归模型对两组患者的预后因素进行调查。结果发现,术前血清 C- 反应蛋白(CRP)水平 >4.1mg/L(HR:2.75,95%CI 1.65~4.73,$P<0.001$)和糖类抗原 19-9(CA19-9)水平 >300 毫克 / 毫升(HR 3.76,95% CI 2.18~6.49)是训练组患者的术后生存率高低的独立预后因素,并且在验证队列患者群中进一步证实了这一结果。以此基础上,建立术前预后评分(PPS)系统,分别对这两个预后因素按照上述的 cut-off 值定义为 0 或 1 分。然后,在训练和验证两组患者人群中,PPS 可将所有患者根据得分结果(0、1 和 2 分)分为三组人群,每组人群的术后死亡风险有显著差异。从而提示术前的 CRP 和 CA19-9 水平能有效预测 ICC 患者术后生存。

上海东方肝胆外科医院 Si A 等[31]对 2005 年至 2013 年在该院接受 R0 重复肝切除治疗的复发性 ICC 的 72 例患者资料进行分析,使用 Kaplan-Meier 方法和对数秩检验来计算并比较肿瘤再复发、复发至死亡生存和总生存的情况。独立风险因素通过 Cox 回归分析确

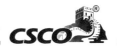

定。结果:手术并发症发生率和死亡率分别为18.1%和1.4%,1年、2年和3年的复发率分别为53.2%、80.2%和92.6%,相应的复发死亡率分别为82.9%、53.0%和35.3%。1年、3年和5年总生存率分别为97.2%、67.0%和41.9%。初次肝切除术后复发时间 > 1年的患者复发死亡率高于复发时间≤1年的患者(92.5% 对比 61.7%),2年和3年复发死亡率高于复发时间≤1年的患者的复发死亡率(46.6% 对比 70.4%,42.2% 对比 23.0%,P=0.022)。多变量分析发现复发肿瘤直径 >3cm(HR=2.346,95% CI 1.288~4.274)、多发结节(HR=2.304,95% CI 1.049~5.059)、肝硬化(HR=3.165,95%CI 1.543~6.491),复发时间≤1年(HR=1.872,95% CI 1.055~3.324)是复发至死亡的独立危险因素。结论:作者认为,对于复发性肝内胆管癌再次进行肝脏切除术是安全的,对根据预后分层和是否有独立危险因素来选择患者,有可能获得长期生存。

乙肝病毒感染对肝内胆管癌切除预后的影响还没有被报道过。东方肝胆医院的雷正清等[32]回顾性分析了抗病毒治疗对合并乙肝病毒感染的ICC患者手术之后的生存率的影响。资料来源于两个医疗中心从2006年到2011年共928例ICC合并乙肝病毒感染并进行肝脏切除的患者。对于术前进行抗病毒治疗的患者、术前未抗病毒且乙肝病毒定量较低的患者(HBV-DNA<2000IU/ml)和乙肝病毒定量较高的患者(HBV-DNA≥2000IU/ml),术后乙肝病毒再激活的发生率分别为3.3%、8.3%和15.7%(P<0.001)。高病毒水平和病毒再激活是复发(HR分别为1.22和1.34)、肿瘤特异生存率(HR分别为1.36和1.46)和总体生存率(风险比分别为1.23和1.36)的独立危险因素;接受抗病毒治疗患者的5年生存率、肿瘤特异生存率和总体生存率指标(70.5%、46.9%和43.0%)比没有接受抗病毒治疗的患者和病毒定量水平高的患者更好(86.5%、20.9%和20.5%,所有的 P<0.001)。没有接受抗病毒治疗的患者和病毒定量水平低的患者,其复发率、肿瘤特异生存率和总体生存率没有显著差异(71.7%,35.5%,33.5%,P=0.057,0.051,0.060);与没有接受抗病毒治疗的病毒定量水平高的患者相比,在术前或者术后接受抗病毒治疗的患者,长期预后更好(复发风险比为0.44和0.54,肿瘤特异生存率风险比为0.38和0.57,总体生存率风险比为0.46和0.54)。研究结果表明,对合并乙肝病毒感染的肝内胆管癌患者,病毒再激活与患者肝切除手术后的不良预后有关。抗病毒治疗明显减少了病毒再激活的发生率,并且延长了病毒定量水平的患者的长期生存率。总而言之,对于此类患者,肝切除术后病毒再激活意味着较高的并发症几率和较低的生存率,术前积极抗病毒治疗可以降低术后病毒再激活的风险,术前和术后抗病毒治疗对延长生存有帮助。

第三部分 总 结

肝胆胰肿瘤由于解剖位置和生物学行为的复杂性,治疗效果迄今为止还远远不能令人满意,多学科综合诊治也面临着许多挑战。2017年,从基础研究到临床探索,从手术、放疗、局部治疗(包括如射频、介入等)、内科治疗,到各种治疗的联合应用,中国学者做了海量的研究,文章发表数量可喜。然而,大多数的研究都是以基础和回顾性文章为主,仍然缺乏更多的大样本、前瞻性、随机临床研究和可以改变临床实践的重大进展,因此,2018年亟待中国研究者继续开拓创新,加强合作,积极开展前瞻性临床研究,积累更多的证据和经验,从而推动中国肝胆胰肿瘤治疗水平的提高,为更多的患者造福。

附表　2017 年中国肝胆胰肿瘤领域重要进展

作者	研究机构	研究概要	出版刊物	影响因子	临床实践的意义	证据等级	点评
Bruix J[5]* 秦叔逵等	西班牙巴塞罗那 IDIBAPS 医院,解放军八一医院	对索拉非尼治疗后进展的肝癌患者,瑞戈非尼相比安慰剂可以降低 37% 的死亡风险,延长生存	Lancet 2017;389: 56-66	47.831	基于此项研究的结果,FDA 和 CFDA 均已经批准瑞戈非尼二线治疗晚期肝癌的新适应证	Ⅰ级,前瞻性、国际多中心、随机研究	索拉非尼上市 10 年来第一个在晚期肝癌取得阳性结果的Ⅲ期研究,属于开创和影响国际、国内临床实践的重要研究
徐瑞华[17]* 等	中山大学肿瘤医院	循环肿瘤 DNA 甲基化标志物用于肝细胞癌的诊断和预后评估	Nat Mater, 2017,6 (11):1155-1161	39.737	相比甲胎蛋白,诊断的敏感性和特异性更高,适用于大规模的人群筛查	Ⅱ级,较高影响力的转化医学研究	发现对肝癌进行早期诊断及疗效和预后预测的新方法,对临床实践有潜在影响
沈锋* 雷正清[32]等	上海东方肝胆外科医院	抗病毒治疗对合并 HBV 感染的 ICC 患者术后的生存率的影响	J Hepatol. 2017 Nov 16.[Epub ahead of print]	12.486	积极抗病毒治疗对延长 ICC 患者生存有帮助	Ⅲ级,提出值得探索和争议的新问题研究	率先探讨抗病毒治疗对合并乙肝的胆管癌患者生存的影响,对临床实践有潜在影响,值得深入研究积累经验和证据

* 通讯作者

参 考 文 献

1. Xu W, Xu H, Yang H, et al. Continuous Pringle maneuver does not affect outcomes of patients with hepatocellular carcinoma after curative resection. Asia Pac J Clin Oncol, 2017, 13(5):e321-e330.

2. Yang T, Tabrizian P, Zhang H, et al. Comparison of Patterns and Outcomes of Liver Resection for Hepatocellular Carcinoma:East vs West. Clin Gastroenterol Hepatol, 2017, 15(12):1972-1974.

3. Li SQ, Huang T, Shen SL, et al. Anatomical versus non-anatomical liver resection for hepatocellular carcinoma exceeding Milan criteria. Br J Surg. 2017, 104(1):118-127.

4. Zhang X, Li C, Wen T, et al. Treatment for intrahepatic recurrence after curative resection of hepatocellular carcinoma:Salvage liver transplantation or re-resection/radiofrequency ablation? A Retrospective Cohort Study. Int J Surg, 2017, 46:178-185.

5. Bruix J, Qin S, Merle P, et al. Regorafenib for patients with hepatocellular carcinoma who progressed on sorafenib treatment(RESORCE):a randomised, double-blind, placebo-controlled, phase 3 trial. Lancet, 2017, 389(10064):56-66.

6. Ye SL, Chen X, Yang J, et al. Evaluation of sorafenib in Chinese unresectable hepatocellular carcinoma patients

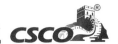

with prior surgery and portal vein tumor thrombosis：A subset analysis of GIDEON study data. Tumour Biol，2017，39（3）：1010428317695030.

7. Liu F，Meng Z，Shao G，et al. Patterns of sorafenib and TACE treatment of unresectable hepatocellular carcinoma in a Chinese population：subgroup analysis of the GIDEON study. Mol Biol Rep，2017，44（1）：149-158.

8. Shao YY，Chen BB，Ou DL，et al. Lenalidomide as second-line therapy for advanced hepatocellular carcinoma：exploration of biomarkers for treatment efficacy. Aliment Pharmacol Ther，2017，46（8）：722-730.

9. Lin SM，Lu SN，Chen PT，et al. HATT：a phase Ⅳ，single-arm，open-label study of sorafenib in Taiwanese patients with advanced hepatocellular carcinoma. Hepatol Int，2017，11（2）：199-208.

10. Pan T，Xie QK，Lv N，et al. Percutaneous CT-guided Radiofrequency Ablation for Lymph Node Oligometastases from Hepatocellular Carcinoma：A Propensity Score-matching Analysis. Radiology，2017，282（1）：259-270.

11. Ng KKC，Chok KSH，Chan ACY，et al. Randomized clinical trial of hepatic resection versus radiofrequency ablation for early-stage hepatocellular carcinoma. Br J Surg，2017，104（13）：1775-1784.

12. Li C，Wen TF，Yan LN，et al. Liver resection versus liver resection plus TACE for patients with hepatocellular carcinoma beyond Milan criteria. J Surg Res. 2017，209：8-16.

13. Lei JY，Zhong JJ，Yang LN，et al. Preoperative adjuvant transarterial chemoembolization cannot improve the long term outcome of radical therapies for hepatocellular carcinoma. Sci Rep，2017，7：41624.

14. He MK，Le Y，Li QJ，et al. Hepatic artery infusion chemotherapy using mFOLFOX versus transarterial chemoembolization for massive unresectable hepatocellular carcinoma：a prospective non-randomized study. Chin J Cancer，2017，36（1）：83.

15. Shao GL，Zheng JP，Guo LW，et al. Evaluation of efficacy of transcatheter arterial chemoembolization combined with computed tomography-guided radiofrequency ablation for hepatocellular carcinoma using magnetic resonance diffusion weighted imaging and computed tomography perfusion imaging：A prospective study. Medicine（Baltimore），2017，96（3）：e5518.

16. Huang MY，Chung CH，Chang WK，et al. The role of thiazolidinediones in hepatocellular carcinoma risk reduction：a population-based cohort study in Taiwan. Am J Cancer Res. 2017，7（7）：1606-1616.

17. Xu RH，Wei W，Krawczyk M，et al. Circulating tumour DNA methylation markers for diagnosis and prognosis of hepatocellular carcinoma. Nat Mater，2017，6（11）：1155-1161.

18. Luo P，Yin P，Hua R，et al. A Large-scale，multicenter serum metabolite biomarker identification study for the early detection of hepatocellular carcinoma. Hepatology. 2017 Sep 28. doi：10.1002/hep.29561.［Epub ahead of print］

19. He W，Peng B，Tang Y，et al. Nomogram to Predict Survival of Patients with Recurrence of Hepatocellular Carcinoma After Surgery. Clin Gastroenterol Hepatol. 2017 Dec 12. pii：S1542-3565（17）31425-8. doi：10.1016/j.cgh.2017.12.002.［Epub ahead of print］

20. Yuan S，Wang J，Yang Y，et al. The Prediction of Clinical Outcome in Hepatocellular Carcinoma Based on a Six-Gene Metastasis Signature. Clin Cancer Res，2017，23（1）：289-297.

21. Sun HC，Xie L，Yang XR，et al. Shanghai Score：A Prognostic and Adjuvant Treatment-evaluating System Constructed for Chinese Patients with Hepatocellular Carcinoma after Curative Resection. Chin Med J（Engl）. 2017，130（22）：2650-2660.

22. Kuo YH，Wang JH，Hung CH，et al. Albumin-Bilirubin grade predicts prognosis of HCC patients with sorafenib use. J Gastroenterol Hepatol，2017，32（12）：1975-1981.

23. Chang MC，Wu CH，Yang SH，et al. Pancreatic cancer screening in different risk individuals with family history of pancreatic cancer-a prospective cohort study in Taiwan. Am J Cancer Res，2017，7（2）：357-369.

24. Cheng B，Zhang Y，Chen Q，et al. Analysis of Fine-Needle Biopsy Versus Fine-Needle Aspiration in Diagnosis of

Pancreatic and Abdominal Masses: A Prospective, Multicenter, Randomized Controlled Trial. Clin Gastroenterol Hepatol. 2017 Jul 19. pii: S1542-3565(17)30847-9. [Epub ahead of print]

25. Dai MH, Shi N, Xing C, et al. Splenic preservation in laparoscopic distal pancreatectomy. Br J Surg, 2017, 104 (4): 452-462.

26. Zhang GQ, Li Y, Ren YP, et al. Outcomes of preoperative endoscopic nasobiliary drainage and endoscopic retrograde biliary drainage for malignant distal biliary obstruction prior to pancreaticoduodenectomy. World J Gastroenterol, 2017, 23(29): 5386-5394.

27. Li X, Ma T, Zhang Q, et al. Modified-FOLFIRINOX in metastatic pancreatic cancer: A prospective study in Chinese population. Cancer Lett, 2017, 406: 22-26.

28. Jiang N, Qiao G, Wang X, et al. Dendritic Cell/Cytokine-Induced Killer Cell Immunotherapy Combined with S-1 in Patients with Advanced Pancreatic Cancer: A Prospective Study. Clin Cancer Res, 2017, 23(17): 5066-5073.

29. Zhu X, Li F, Ju X, et al. Prognostic role of stereotactic body radiation therapy for elderly patients with advanced and medically inoperable pancreatic cancer. Cancer Med, 2017, 6(10): 2263-2270.

30. Zheng BH, Yang LX, Sun QM, et al. A New Preoperative Prognostic System Combining CRP and CA199 For Patients with Intrahepatic Cholangiocarcinoma. Clin Transl Gastroenterol. 2017, 8(10): e118.

31. Si A, Li J, Xing X, et al. Effectiveness of repeat hepatic resection for patients with recurrent intrahepatic cholangiocarcinoma: Factors associated with long-term outcomes. Surgery, 2017, 161(4): 897-908.

32. Lei Z, Xia Y, Si A, et al. Antiviral therapy improves survival in patients with HBV infection and intrahepatic cholangiocarcinoma undergoing liver resection. J Hepatol. 2017 Nov 16. pii: S0168-8278(17)32438-8. doi: 10.1016/j.jhep.2017.11.015. [Epub ahead of print].

中国临床肿瘤学泌尿系统肿瘤年度研究进展

2017 年 1 月 ~2017 年 12 月

中国临床肿瘤学会（CSCO）青年专家委员会

编　者　　盛锡楠[1]　代恩勇[2]　曾　浩[3]　刘卓炜[4]　张　争[5]　张海梁[6]　何立儒[4]
　　　　　李　荣[7]
顾　问　　郭　军[1]
编者单位　1. 北京大学肿瘤医院；2. 吉林大学中日联谊医院；3. 四川大学华西医院；4. 中山大学附属肿瘤医院；5. 北京大学第一医院；6. 复旦大学肿瘤医院；7. 南方医科大学南方医院

前　言

泌尿系统肿瘤是指来自肾、输尿管、膀胱以及前列腺等泌尿器官来源的肿瘤，这其中，以肾癌、膀胱癌、前列腺癌最常见，回首过去一年，国内外基础及临床研究学者在相关领域取得了一系列的研究成果，特别是晚期膀胱癌的免疫治疗进展。

由中国临床肿瘤协会（CSCO）青委会泌尿系统肿瘤组负责，在数据提供方北大医院图书馆、科睿唯安（Clarivate Analytics，原汤森路透知识产权与科技事业部）、《中国医学论坛报》的协助下，梳理了我国临床肿瘤学泌尿系统肿瘤度进展。系统的总结相关研究成果，可以反映我国学者在相关领域作出的贡献，同时发现我国临床研究与国际研究的差距，为明确研究方向，提高研究质量，参与国际合作提供有益参考。

第一部分　研究成果概要

汇总 2017 年 1 月 1 日至 2017 年 12 月 31 日所有中国学者发表的、临床研究相关的泌尿系统领域文章 2546 篇。

（一）研究机构及作者的文章发表数量排名

共检索到 483 个研究单位发表文献，汇总发表文章量最多的 20 个研究机构。其中位居前 3 位的分别是复旦大学、上海交通大学、中山大学。这一排名结果与我们认知的排名相吻合。值得注意的是前 20 名单位共表文献 1154 篇，占总数 45.3%；在有文献发表的 483 个单位中，10 篇及其以上单位共 49 所（图 1）。

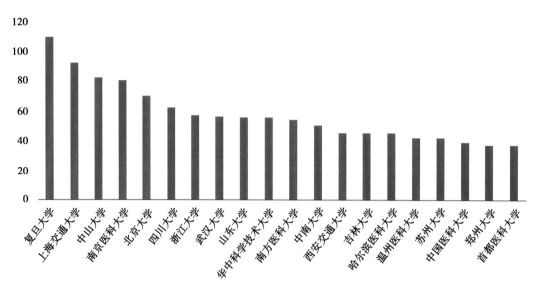

图 1 2017 年中国泌尿系统肿瘤领域研究机构文献发表情况

（二）文章发表数量与杂志影响因子分析

分析国内发表泌尿系统肿瘤文献量前 20 名的杂志及其影响因子,中国研究者文章主要集中发表于影响因子 5 分左右及其以下的杂志,其中 ONCOTARGET 杂志中发文量最高。进一步分析肿瘤学 20 种杂志中同类学者发表文章数目,高质量的综合医学或肿瘤专科杂志如 NEJM、Lancet、Science、JCO 等发表的我国泌尿系统肿瘤文献还是空白,但更加注重专科影响类期刊。分析泌尿系统肿瘤值得关注的杂志中,国内 2017 年度在泌尿专科第一影响力的期刊 European Urology 发表了泌尿肿瘤文献 2 篇,泌尿专科第二影响力的期刊 Journal of Urology 发表了泌尿肿瘤文献 2 篇(图 2)。

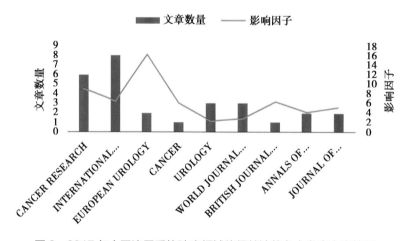

图 2 2017 年中国泌尿系统肿瘤领域值得关注的杂志发表文章情况

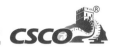
第二部分　主要研究进展

对所有入选的文章,综合分析以下三方面的指标来筛选年度重要研究进展:①文章发表杂志的影响因子和单篇文章的被引用频次;②文章是否被学科重要会议列入 oral presentation 或 poster discussion;③文章的证据级别(Ⅰ类证据:多中心随机对照研究,有可能改变全球或中国的临床实践;Ⅱ类证据:单中心随机对照研究或较高影响力的转化医学研究;Ⅲ类证据:提出值得探索和争议的新问题研究)。同时,对所有入选文章进行系统分析,可将中国泌尿系统肿瘤临床研究按肿瘤进行大致分类,以外科治疗、内科治疗、放疗及其他方向为顺序进行梳理。下面将逐一详细介绍我国泌尿系统肿瘤研究进展。

(一) 肾癌的研究

局部进展期肾癌合并下腔静脉癌栓一直是手术难点,解放军总医院张旭教授团队在机器人肝后下腔静脉癌栓切除方面进行了开创性探索。从 2013 年 5 月到 2016 年 7 月一共 22 例肝后段下腔静脉瘤栓患者在该接受机器人手术治疗,采用血管束带套扎下腔静脉及其属支控制后切开取栓技术(Rummel tourniquet 技术),对于第一肝门以下的肝后段下腔静脉瘤栓,结扎少数肝短静脉(通常 1-3 支);对于第一肝门与第二肝门之间的肝后段下腔静脉瘤栓,需要翻右侧肝叶并结扎更多的肝短静脉;对于接近或超过第二肝门但位于膈下的下腔静脉瘤栓,需要翻左侧及右侧肝叶,同时控制肝上膈下下腔静脉,同时还需要控制第一肝门。结果显示这些患者中位手术时间为 285 分(四分位数为 191-390 分),术后估计出血量中位数为 1350ml(四分位数为 1000~2075ml),63.6% 患者需要术中输血,68% 患者术后中转 ICU 病房,4 例血管损伤在腔镜下完成缝合,1 例术后 7 天发生肠瘘,持续胃肠减压处理并在 1 月后康复拔出引流管。该研究显示尽管该类手术风险很高,但来自解放军总医院探索性采用将第一和第二肝门作为重要的划分标志,近心端瘤栓水平与第一、第二肝门的关系决定手术策略,对于选择的病例行机器人肝后段下腔静脉瘤栓切除术是可行的。

晚期肾透明细胞癌的一线治疗以 TKI 类靶向治疗为主,一直以来舒尼替尼与索拉非尼是主要的一线靶向治疗用药,来自北京大学肿瘤医院、复旦大学肿瘤医院以及北京大学第一医院的郭军教授、叶定伟教授以及何志嵩教授开展了一项多中心研究,对自 2006 年 9 月至 2014 年 12 月一线接受索拉非尼或舒尼替尼治疗的 845 例晚期肾癌进行生存和预后因素分析,其中 362 例接受舒尼替尼,483 例患者接受索拉非尼治疗,结果显示索拉非尼组与舒尼替尼组的中位 PFS 时间分别为 11.1 与 10.0 个月(*P*=0.028),两组的中位 OS 无差异,均为 24 个月。这是目前国内最大宗关于中国人群晚期肾癌一线靶向治疗的应用情况,具有一定的现实指导意义。

(二) 膀胱癌的研究

相对于肾癌以及前列腺癌,国内膀胱癌的研究更多侧重于基础研究,而临床研究相对甚少,但随着免疫治疗在膀胱癌治疗领域的突破,膀胱癌的研究更加受到关注。

术前准确的淋巴转移分期在是否行新辅助化疗及术中淋巴清扫范围等临床决策中起关键作用。目前 CT/MR 等影像学手段对于膀胱癌术前淋巴转移的传统标准是淋巴结的大小超过 15mm,其诊断敏感性低于 50%,也就说超过一半的病理淋巴转移(pN+)患者在术前会被诊断为临床淋巴转移阴性(cN–),从而导致治疗策略选择的偏差,最终影响病人的预后。如何提高盆腔淋巴结转移的影像学诊断的准确性是临床上迫切需要解决的难题。来自中山大学孙逸仙纪念医院的林天歆教授团队回顾性分析 118 例膀胱癌病人 CT 图像原始数字化数据,分为训练集(80 例)与验证集(30 例),应用影像组学手段对这些 CT 数据建立了由 9 个影像学特征组成的影像组学数学模型,并将该数学模型与临床分期相结合构建了一个膀胱癌术前淋巴转移的复合预测模型。经过验证,该模型对膀胱癌患者淋巴转移的预测准确性为 90.1%,对临床诊断无淋巴转移的亚组(cN0)的病人的预测准确性为 88.1%。该模型的准确性明显优于传统影像学手段,尤其是对于 cN0 患者,也就是传统影像学认为阴性的这组病人仍可达到理想的预测效能,为膀胱癌患者术前制定淋巴清扫的方案提供科学依据。

(三)前列腺癌的研究

近年来,随着国民经济水平提高、生活环境改变、饮食结构的调整,国人的前列腺癌发病率呈逐年升高趋势。北上广等部分经济发达地区前列腺癌发病率已跃居男性泌尿生殖系肿瘤首位,因此对于前列腺癌的研究,越来越受到重视。

经直肠超声引导下前列腺穿刺活检术(transrectal ultrasound-guided prostate biopsy, TRUS-Bx)是诊断前列腺癌的"金标准",但作为一种有创性检查,本身会造成不可避免甚至严重的并发症(如,出血、疼痛和感染),因此需要一种简便无创的方法,以期提高前列腺癌诊断和预后评估的准确率。来自北京大学第一医院放射科王霄英教授开展了一项关于多参数核磁共振用于前列腺癌的验证性研究。研究在 2002 年 6 月 -2009 年 11 月,共招募 1478 名患者,在穿刺前后均接受 1.5Tmp-MRI,其中 985 人作为建模组,493 人作为验证组。在中位 5 年随访期间,34.3%(507/1478)的患者出现了前列腺癌进展。与普通临床预测指标相比(PSA-nomogram),MRI-nomogram 在一年的随访期间内就可以预测 97.2% 的癌患者的病情进展(71.6% vs. 93.8%,p<0.001)。尤其是对于 PSA 在 20ng/ml 以下的患者,PSA-nomogram 预测准确低(PPV:<4ng/ml 29%;4~10ng/ml 55.8%;10~20ng/ml 64%),但加入 mp-MRI 后,PPV 显著提高(三组均 >90%)。而在多因素回归分析中,基于 mp-MRI 的前列腺影像报告和数据系统(PI-RADS)亦成为前列腺癌患者预后的独立危险因素(HR=2.112;*P*< 0.001)。这是中国迄今最大样本量的一项单中心、前瞻性、验证性研究,研究表明:多参数核磁共振(mp-MRI)作为一种无创检测,可以显著提高穿刺诊断的准确率,同时加入 mp-MRI 后构建的 nomogram(MRI-nomogram)可以有效预测患者的疾病进展。因此,MP-MRI 作为无创性检查,即提了高前列腺癌的检出率,同时能够准确评估患者预后,减少了前列腺癌的过度诊断和治疗。

前列腺癌一直以来欧美国家代表的西方人群发病率高,而东方人群相对更低,来自长海医院孙颖浩教授团队同通过对 65 对初诊前列腺癌患者的肿瘤及正常癌旁组织进行全基因和转录组测序,筛选出 293 个差异表达最为显著的基因,并对新发现的差异基因进行了深入的基础实验和临床病例的验证。结果显示与欧美人群相比,亚洲人群的 TMPRSS2-ETS 融合基因发生率(6.2%,4/65)较低;而 AR 上游的启动子调控基因(SPOP,TP53,ATM,PTEN,CTNNB1)的突变率高于欧美人群;CHD1 的缺失率(31%,20/65)则明显升高。不仅首次发现新型抑癌基因 PCDH9 在肿瘤中的缺失,缺失率高达 23%,其缺失与前列腺癌的恶性病程相关;而且报道了轴突引导途径基因在前列腺癌中的异常表达,其中 PLXNA1 在肿瘤中的扩增率高达 17%。PLXNA1 可降低雄激素活性,促进肿瘤细胞 EMT、干细胞转化和神经内分泌分化。其异常升高可显著促进前列腺癌的恶性进展,是患者不良预后的独立危险因素。这是亚洲人群迄今为止最大样本量的全基因和转录组测序研究,解密了亚洲人群前列腺癌的基因表达情况,揭示了东西方人群前列腺癌分子表达机制的异同,填补了有关亚洲人群前列腺

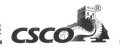

癌大数据研究的世界空白。

去势抵抗性前列腺癌（CRPC）一直是晚期前列腺癌治疗的难点，华西医院曾浩教授团队国际上首次报道转移性去势抵抗性前列腺癌（mCRPC）中评估前列腺导管内癌（IDC-P）预后价值的较大样本量回顾性研究。纳入 2009-2016 年期间 131 名初诊转移性 mCRPC 患者，通过重复穿刺对患者病情及 IDC-P 病变进行准确评估。结果提示 IDC-P 在 mCRPC 阶段的检出率高达 47.3%。与 IDC-P（–）患者相比，合并 IDC-P 的患者生存时间显著缩短（OS 14.7 月 vs.34.5 月，p=0.002）。对于 IDC-P（–）患者，接受欧阿比特龙治疗与接受多西他赛治疗组患者的预后相当。但对于 IDC-P（+）患者，接受阿比特龙治疗患者 PSA 反应率显著高于多西他赛化疗组（52.4% vs.21.7%；p=0.035），阿比特龙治疗患者疾病进展时间与总生存均较多西他赛化疗组显著延长，因此，IDC-P 在 mCRPC 患者中检出率高，合并 IDC-P 的患者疾病进展快、预后差。IDC-P 阳性的患者，可能能从阿比特龙为基础的新型内分泌治疗中获益。

第三部分　总　结

过去的一年，我国泌尿系统肿瘤临床研究取得了多项成果，但尚无入选本年度 CSCO 重大研究进展的成果，结合相关研究的证据级别，对临床实践的影响，我们将解放军总医院张旭教授团队在 *European Urology* 上发表的《Robot-assisted Retrohepatic Inferior Vena Cava Thrombectomy：First or Second Porta Hepatis as an Important Boundary Landmark》，中山大学孙逸仙纪念医院林天歆教授团队在 *Clinical Cancer Research* 上发表的《A Radiomics Nomogram for the Preoperative Prediction of Lymph Node Metastasis in Bladder Cancer》，长海医院孙颖浩教授团队在 European Urology 上发表的《Whole-genome and Transcriptome Sequencing of Prostate Cancer Identify New Genetic Alterations Driving Disease Progression》作为本年度泌尿系统值得关注的研究，另有几篇研究入选本年度新观点或探索性研究（附表）。

随着晚期泌尿肿瘤免疫治疗的开展、机器人手术在泌尿系统肿瘤术中的成熟、泌尿系统肿瘤 MDT 模式全国的推广，相信在新的一年里，我国学者还会有更多精彩的研究结果发布，期待以多中心合作、多学科理念、精准靶向治疗为代表的临床研究会越来越多。

附表　2017 年度泌尿系统肿瘤领域重要进展

作者	研究机构	研究概要	出版刊物	影响因子	临床实践意义	证据等级
张旭* 王保军等[1]	解放军总医院	机器人辅助下肝后下腔静脉癌栓切除：第一和第二肝门作为重要的划分标志	European Urology	16.26	证明机器人辅助下肝后下腔静脉瘤栓切除是可行的，可以指导临床实践	2 级，单中心回顾性研究
郭军* 张海梁等[2]	北京大学肿瘤医院	索拉非尼与舒尼替尼对照用于中国晚期肾癌一线治疗的疗效与预后的多中心回顾性分析	BMC Cancer	3.288	用于指导晚期肾癌一线靶向药物的选择，是国内最大宗多中心研究	2 级，多中心回顾性研究

* 通讯作者

续表

作者	研究机构	研究概要	出版刊物	影响因子	临床实践意义	证据等级
林天歆 * 吴少旭等[3]	中山大学孙逸仙纪念医院	影像组学技术用于膀胱癌术前淋巴结转移的预测	Clinical Cancer Research	9.619	应用影像组学手段建立膀胱癌术前淋巴转移的预测,指导淋巴结清扫以及术前新辅助化疗	2级,单中心回顾性研究
王霄英 * 王蕊等[4]	北京大学第一医院	多参数核磁用于前列腺癌诊断与预后评估的前瞻性验证性研究	Clinical Cancer Research	9.619	多参数核磁共振可以显著提高穿刺诊断的准确率,同时可以有效预测患者的疾病进展	2级,单中心前瞻性研究
孙颖浩 * 任善成等[5]	第二军医大学长海医院	利用全基因组合转录组测序技术发现前列腺癌进展的新的遗传学改变	European Urology	16.26	发现东西方人群前列腺癌发展的基因差异,为后续亚洲人群前列腺癌的治疗提供了新思路	2级,单中心回顾性研究
曾浩 * 赵劲歌等[6]	四川大学华西医院	评估前列腺导管内癌(IDC-P)预后价值的较大样本量回顾性研究	Oncotarget	5.165	对于转移性去势抵抗性前列腺癌的治疗筛选有指导价值	2级,单中心回顾性研究

* 通讯作者

参 考 文 献

1. Wang B, Li H, Huang Q, Liu K, Fan Y, Peng C, Gu L, Li X, Guo G, Liu R, Hu M, Zhao G, Wang H, Liu F, Xiong J, Zhang X, Ma X. Robot-assisted Retrohepatic Inferior Vena Cava Thrombectomy: First or Second Porta Hepatis as an Important Boundary Landmark. Eur Urol. 2017 Dec 7. pii: S0302-2838(17)31002-31003.

2. Zhang HL, Sheng XN, Li XS, Wang HK, Chi ZH, He ZS, Ye DW, Guo J. Sorafenib versus sunitinib as first-line treatment agents in Chinese patients with metastatic renal cell carcinoma: the largest multicenter retrospective analysis of survival and prognostic factors. BMC Cancer. 2017 Jan 5; 17(1): 16.

3. Wu S, Zheng J, Li Y, Yu H, Shi S, Xie W, Liu H, Su Y, Huang J, Lin T. A Radiomics Nomogram for the Preoperative Prediction of Lymph Node Metastasis in Bladder Cancer. Clin Cancer Res. 2017 Nov 15; 23(22): 6904-6911.

4. Wang R, Wang J, Gao G, Hu J, Jiang Y, Zhao Z, Zhang X, Zhang YD, Wang X. Prebiopsy mp-MRI Can Help to Improve the Predictive Performance in Prostate Cancer: A Prospective Study in 1,478 Consecutive Patients. Clin Cancer Res. 2017 Jul 15; 23(14): 3692-3699.

5. Ren S, Wei GH, Liu D, Wang L, Hou Y, Zhu S, Peng L, Zhang Q, Sun Y, et al. Whole-genome and Transcriptome Sequencing of Prostate Cancer Identify New Genetic Alterations Driving Disease Progression. Eur Urol. 2017 Sep 18. pii: S0302-2838(17)30720.

6. Zhao J, Shen P, Sun G, Chen N, Liu J, Tang X, Huang R, Cai D, Gong J, Zhang X, Chen Z, Li X, Wei Q, Zhang P, Liu Z, Liu J, Zeng H. The prognostic implication of intraductal carcinoma of the prostate in metastatic castration-resistant prostate cancer and its potential predictive value in those treated with docetaxel or abiraterone as first-line therapy. Oncotarget. 2017 Jul 24; 8(33): 55374-55383.

中国临床肿瘤学头颈部肿瘤年度研究进展

2017 年 1 月 ~2017 年 12 月

中国临床肿瘤学会（CSCO）青年专家委员会

编　　者　蔡修宇[1]　黄志锋[2]　唐林泉[1]　陈雨沛[1]　方美玉[3]　王文娴[3]　王孝深[4]
　　　　　李　囡[5]　边学海[6]　许春伟[7]

顾　　问　马　骏[1]　曾木圣[1]　葛明华[3]

编者单位　1.中山大学肿瘤防治中心；2.广州中医药大学金沙洲医院；3.浙江省肿瘤医院；4.复旦大学附属肿瘤医院；5.北京大学肿瘤医院；6.吉林大学中日联谊医院；7.福建省肿瘤医院

前　言

　　头颈部肿瘤包括原发于鼻腔、鼻窦及鼻咽、口咽、喉咽、颈段食管、甲状腺、涎腺、口腔、喉、耳的肿瘤。目前研究进展最快的是鼻咽癌和甲状腺癌。

　　由中国临床肿瘤协会（Chinese Society of Clinical Oncology，CSCO）青委会头颈部肿瘤组负责，在中国医学论坛报、北大医学图书馆和 Clarivate Analytics SCI 的协助下，梳理了 2017 年我国临床肿瘤学头颈部肿瘤年度进展。系统的总结，一方面有助于发现我国临床研究与国际研究的差距，以便更好的进行相关研究；另一方面也有助于促进国内不同研究机构之间取长补短，为多学科领域融合和交叉借鉴提供重要依据。

第一部分　研究成果概要

　　汇总 2017 年 1 月 1 日至 2017 年 12 月 31 日所有中国学者发表的临床研究或转化研究相关的肿瘤学文章共 37 441 篇，其中头颈部肿瘤领域贡献 2541 篇，占总体 6.79%。

1. 文章发表数量与杂志影响因子分析

　　分析国内发表头颈部肿瘤文献量前 20 名的杂志及其影响因子，中国研究者文章主要集中发表于影响因子小于 6 分的杂志，其中 *Oncotarget*，*Oncol Lett*，*Medicine*，*Sci Rep* 发文量最高。进一步分析头颈部肿瘤领域主流的 20 种杂志及中国发表文章数目，如图 1，发文的波峰是 *Oncotarget*，在 *N EngJ Med*、*JAMA*、*Nat Med*、*Nat Genet*、*Nat Commun*、*Ann Oncol*、*Clin Cancer Res*、*Cancer Res* 也有一定的产出。但在国际顶尖杂志，如 *Nature*、*Lancet*、*Science*、*Lancet Oncol*、*J Clin Oncol* 等，去年我国头颈部肿瘤文献还是空白，是今后努力的方向。由此提示，中国头颈部肿瘤研究者在保证文章数量的同时，可以进一步提高研究深度，为国际及国内头颈部肿瘤研究提供更高级别的证据。

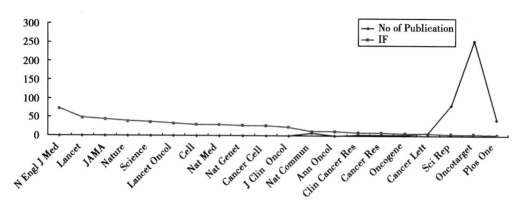

图 1　2017 年 20 种重点杂志影响因子及发表头颈部肿瘤文章数量

2. 作者及研究机构的文章发表数量排名

统计文章发表量 5 篇及以上的前 20 名作者，如图 2 所示。数据的检索由北大图书馆提供，采用盲法进行筛查。

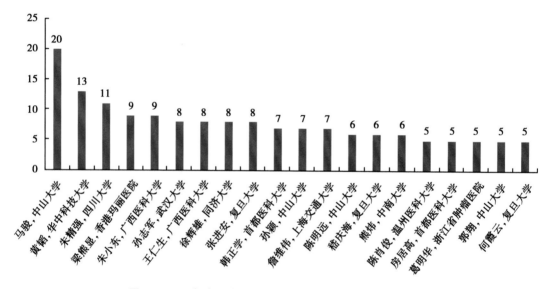

图 2　2017 年中国头颈部肿瘤领域作者发表量前 20 排名

进一步汇总发表文章量最多的 20 个研究机构，如图 3 所示，其中位居前 3 位的分别是中山大学、上海交通大学、复旦大学。这一排名结果与我们平时的认知，及其上面的作者排名是相吻合的。同时，为了尽可能减少偏倚，还联系了各研究机构比较的年轻学者，让他们提供本机构近 1 年来所发表的重要文献。

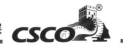

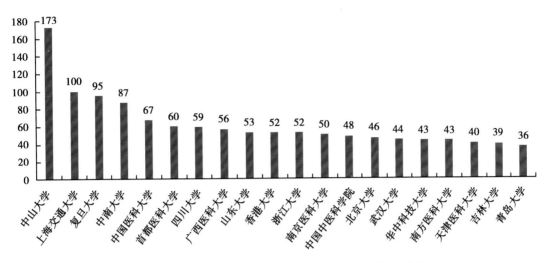

图3　2017年中国头颈部肿瘤领域发文量前20的研究机构

第二部分　主要研究进展

CSCO青委会头颈部肿瘤汇报小组成员对所有入选文章进行系统梳理,可将2017年中国头颈部肿瘤的临床研究大致分为4类。首先对流行病学和预防进行分析,然后对病理特征和影像学检查进行分析,随后归纳早期的新辅助和辅助治疗,以及晚期系统性治疗和新型药物研究。下面将从以上4个方面,重点介绍我国2017年头颈部肿瘤中鼻咽癌和甲状腺癌临床研究的主要进展,以及简略介绍下口咽癌、喉癌以及舌癌的进展。

一、鼻咽癌

鼻咽癌是我国常见的恶性肿瘤之一,好发于广东、广西、湖南、江西和福建等南方五省。因鼻咽癌的解剖学特点、特殊的生物学行为及其对放射线的敏感性,决定了放射治疗成为其首先及主要的治疗方法。放射治疗用于鼻咽癌的治疗已有80年的历史,在我国,鼻咽癌放疗始于20世纪40年代,经过数十年的发展,诊断和治疗技术的更新,鼻咽癌放疗后5年生存率由15%~25%提高到如今的70%~80%。近年来,在多项临床试验数据的推动下,化疗和分子靶向药物治疗也成为重要的综合治疗手段。

(一)临床前研究

发现新的治疗靶点、新的肿瘤标志物是鼻咽癌未来个体化治疗的基础。香港中文大学威尔斯亲王医院的卢煜明教授等[1]在 *N Eng J Med* 上报道了应用血浆EBV DNA作为筛查指标进行鼻咽癌筛查的研究结果。通过对香港地区20 174名受试者进行血浆EBV DNA载量连续筛查,两次筛查持续阳性者进行磁共振成像(MRI)与鼻咽镜检查,最终发现34例鼻咽癌患者,71%患者属于早期(Ⅰ、Ⅱ期),阳性预测值为11%。他们认为血浆EBV DNA是可靠的早诊指标,可应用于高发区鼻咽癌人群筛查。但该研究明显的不足是未设立对照组,因此尚不能说明血浆EBV DNA筛查鼻咽癌的效果是否优于EBV血清学抗体指标。中山大学Yang等[2]报道,SQSTM1,一种自噬适配器蛋白质,能够激活NF-κB信号通路促进EMT从而促进鼻咽癌细胞的转移,并且高表达SQSTM1的鼻咽癌患者转移风险高。此外,该研究提出了一种基于 SQSTM1 表达和 N 分期的鼻咽癌预后生物模型来预测鼻咽癌转移。中山大学肿瘤防治中心曾木圣教授等[3]通过高通量转录组测序和生物信息学分析,在鼻咽癌细胞株 C666-1 中发现新的融合基因 *RARS-MAD1L1*,并发现 *RARS-MAD1L1* 能够增强鼻咽癌的增殖、克隆形成能力和干细胞标志的表达,侧群细胞比例以及放化疗的抵抗,加剧诱导基因组不稳定性,证实融合基因 *RARS-MAD1L1* 能增强肿瘤"干性",可作为一个新的肿瘤标志物,为鼻咽癌治疗提供潜在靶标。另一项中山大学肿瘤防治中心的研究[4]则发现,IRF6,一种干扰素调节因子,其在高转移的鼻咽癌细胞,肿瘤干细胞样的鼻咽癌细胞中表达下调。过表达 IRF6 会抑制细胞增殖、生长、干细胞特性和增强细胞化疗敏感性。IRF6 作为一种抑癌基因和转录因子,直接与 ABCG2 DNA 的上游结合从而抑制 NPC 细胞中 ABCG2 的表达。该研究认为 IRF6 可直接调节 ABCG2 基因的表达,选择性地杀死 NPC 的干细胞,IRF6 可能是针对未分化鼻咽癌患者开发新的干细胞靶向治疗策略的一个潜在靶点。中山大学肿瘤防治中心的 Ma 等[5]在 *Nat Commun* 上报道 HOPX 是鼻咽癌中最显著的超甲基化基因,其在鼻咽癌组织与细胞系中表达下调,恢复 HOPX 的表达可以抑制鼻咽癌细胞的转移和提高化疗敏感性。另外研究显示 HOPX 高甲基化的鼻咽癌患者预后不良,高甲基化的 HOPX 通过招募 HDAC2 导致 SRF 依赖的 SNAIL 转录抑制,进而调节 EMT 从而促进鼻咽癌细胞的转移,其可成为鼻咽癌患者转移的预后指标和治疗靶点。

(二)局部晚期鼻咽癌的放化疗

调强放疗技术以及影像学技术的发展(如 MRI,PET/CT)均给鼻咽癌患者提高了局控率,甚至还进一步改善总生存,但远处转移的控制提高不明显,成为鼻咽癌治疗的瓶颈。最近的几项 Meta 分析结果均显示,同期放化疗较单纯放疗可提高局控率降低远处转移情况,并可提高 5 年总生存率约 20% 左右,因此同期放化疗如今成为局部晚期鼻咽癌的标准治疗方案[6]。2017 年中山大学肿瘤防治中心的马骏教授发表在 *Eur J Cancer* 的 PF 辅助化疗治疗鼻咽癌患者的Ⅲ期临床研究的长期随访结果显示根据长期随访结果,PF 辅助化疗也未能在同时期放化疗基础上提高局部区域晚期鼻咽癌患者的预后[7]。由于辅助化疗的疗效不确切,且化疗的顺应性仅为 50% 左右,故而,有研究者尝试将同期放化疗联合辅助化疗改为新辅助化疗即诱导化疗联合同期放化疗,以避免辅助化疗耐受性差的缺点。但调强放疗时代,诱导化疗能否进一步提高局部晚期鼻咽癌的疗效仍存在争议。2017 年中山大学肿瘤防治中心的陈明远教授等[8],发表在 Theranostics 的一项网状 Meta 分析结果显示在 IMRT 时代,诱导化疗应该是最适合局部晚期鼻咽癌患者的方案。

中山大学肿瘤防治中心的洪明晃教授等[9],在 *Eur J Cancer* 报道了一项多中心的随机Ⅲ期临床试验,入组了 476 例Ⅲ-Ⅳb 期(T_3N_{0-1} 除外)的鼻咽癌患者,随机接受 PF 方案诱导化疗联合 DDP 同时期放化疗与单纯 DDP 同时期放化疗。中位随访时间 50 个月,结果显示 PF 诱导方案联合 DDP 同时期放化疗相比单纯 DDP 同时期放化疗可延长Ⅲ-Ⅳb 期(T_3N_{0-1} 除外)鼻咽癌患者的 3 年无病生存率(82.0% vs. 74.1%,$P=0.028$)和 3 年无远处转移生存率(86.0% vs. 82%,$P=0.056$)。而两组方案的 3 年整体生存率(88.2% vs. 88.5%,$P=0.815$)和 3 年无局部区域复发生存率(94.3% vs. 90.8%,$P=0.430$)无明显差别。2017 年复旦大学附属肿瘤医院的孔琳教授等[10],在 *Cancer* 报道了一项Ⅲ-ⅣB 期鼻咽癌的Ⅱ期单臂临床研究。该研究纳入了 52 例Ⅲ期和 64 例Ⅳa/Ⅳb 期鼻咽癌患者接受 3 个疗程顺铂、氟尿嘧啶和多西他赛(TPF 方案)诱导化疗联合每周期顺铂($40mg/m^2$ qw)同步放化疗。中位随访 67 个月后,入组行 TPF 诱

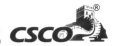

导化疗患者的 5 年无进展生存率为 74.4%，5 年总生存率为 87%，5 年无远处转移生存率为 92.9%，5 年无局部复发生存率为 89.8%，5 年无区域复发生存率为 88.6%。以上数据较历史基准均明显提高，并且多因素分析显示 TPF 诱导化疗的疗程数是预测局部复发的重要因素。其结果与之前中山大学肿瘤防治中心的马骏教授的研究结果是一致的，其研究表明，在调强放疗＋同步化疗的基础上，增加 TPF 诱导化疗能够改善局部晚期鼻咽癌患者的无瘤生存、总生存，降低远处转移发生率。中山大学肿瘤防治中心的马骏教授[11]为了进一步探索 TPF 诱导化疗的获益人群，基于一项 480 例患者的 3 期临床试验的数据建立了 TPF 疗效预测列线图（Nomogram），纳入了 T 分期、N 分期、性别等指标，为临床医生的化疗决策提供了一个简便易用的判断模型。

另外，Liu 等[12]在 Radiology 上发表一项入组 412 例Ⅲ-Ⅳb 期行诱导化疗＋同期放化疗的鼻咽癌患者的研究显示，在诱导化疗前和诱导化疗后分别对患者肿瘤进行分期，诱导化疗后的肿瘤分期更能准确预测患者的预后。而 Peng 等[13]发表的研究也同样证实了这个观点，根据诱导化疗后的肿瘤分期能做出更加个体化的治疗方案。中山大学肿瘤防治中心的郭翔教授[14]的一项纳入 36 例患者的单臂Ⅱ期临床试验发现白蛋白紫杉醇联合顺铂的诱导化疗方案显示出优越的抗肿瘤效果，并且毒性可控，可作为未来研究诱导化疗方案的Ⅲ期随机对照试验的一个研究方向。广东省人民医院 Zhang 等[15]利用 118 例鼻咽癌患者的 MR 图像进行影像组学分析，从 970 个影像元素里使用 LASSO 回归筛选出预后相关的影像学指标，建立了综合 T1 加权与 T2 加权 MR 影像元素与 TNM 分期的 Nomogram 预后模型，在训练组及验证组中均发现其显著优于 TNM 临床分期，可作为指导治疗策略的重要工具。

另外，2017 年重庆医科大学牵头的一项在患者诱导化疗后减小放疗靶区的多中心Ⅲ期临床研究发表在 Radiother Ooncol[16]。该研究随机纳入 97 例患者按照诱导化疗前影像勾画靶区，115 例患者按照诱导化疗后影像勾画靶区，所有入组患者诱导化疗后均接受 DDP 同时期放化疗同步放化疗。中位随访 35 个月后，按诱导化疗前影像勾画靶区组与按诱导化疗后影像勾画靶区组的 3 年无进展生存率分别为 74.7%%、83.4%，3 年总生存率分别为 82.3%、87%，3 年无远处转移生存率分别为 81.3%、88.6%，3 年无局部区域复发生存率分别为 91.8%、93.9%。而按诱导化疗后影像勾画靶区组的生活质量明显好于按诱导化疗前影像勾画靶区组的患者。该研究显示诱导化疗后减小放疗靶区并不影响患者的局部控制和生存预后，而正常组织所受到的放疗剂量明显减少，并且生活质量也得到提高。

（三）靶向治疗

表皮生长因子受体（EGFR）属于人表皮生长因子受体（HER）家族，EGFR 信号通路的异常与肿瘤的恶性表型、正常细胞调亡的抑制、血管生成以及肿瘤的转移密切相关。鼻咽癌组织 EGFR 表达率为 83%~100%，既往基础研究发现 EGFR 表达强度与疾病相关生存、无复发生存及总生存相关，提示针对 EGFR 的靶向药物可能使鼻咽癌 EGFR 表达者获益。2017 年中山大学肿瘤防治中心在 Int J Cancer 上报道一项回顾性研究[17]，研究纳入了 143 例 IMRT 联合尼妥珠单抗／西妥昔单抗的Ⅱ-Ⅳb 期鼻咽癌患者，按照 1：4 倾向评分匹配纳入 572 例 IMRT 联合三周期大剂量顺铂同步化疗的Ⅱ-Ⅳb 期鼻咽癌患者，中位随访 50.4 个月，发现尼妥珠单抗／西妥昔单抗组与 DDP 同步化疗组的 3 年总生存率和无疾病生存率分别为 91.7% vs. 91.9%（$P>0.05$）、86.7% vs. 86.2%（$P>0.05$），3 年无局部区域复发率和无远处转移率分别为 96.2% vs. 96.3%（$P>0.05$）、91.1% vs. 92.3%（$P>0.05$）。研究还发现 DDP 同步化疗组引起血液学毒性和消化道反应的发生率较高,但皮肤相关反应及黏膜炎在西妥昔单抗组更常见。研究认为,IMRT 联合尼妥珠单抗 / 西妥昔单抗与 IMRT 联合 DDP 同步放化疗治疗 Ⅱ-Ⅳb 期鼻咽癌患者效果相当。另一项发表在 Theranostics 的研究[8]纳入了 189 例 IMRT 联合三周期大剂量顺铂同步化疗同时使用尼妥珠单抗 / 西妥昔单抗的 Ⅱ-Ⅳb 期鼻咽癌患者,按照 1:4 倾向评分匹配纳入 689 例 IMRT 联合三周期大剂量顺铂同步化疗的 Ⅱ-Ⅳb 期鼻咽癌患者,中位随访 48 个月,发现联合尼妥珠单抗 / 西妥昔单抗组与单纯 DDP 同步化疗组的 3 年总生存率和无疾病生存率分别为 96.6% vs. 92.9%($P=0.015$)和 93.5% vs. 86.9%($P=0.028$),3 年无远处转移率分别为 94.6% 和 89.3%($P=0.030$)。皮肤相关反应及黏膜炎在联合西妥昔单抗组更常见。该研究表明,在 IMRT 联合三周期大剂量顺铂同步化疗的基础上同时使用尼妥珠单抗 / 西妥昔单抗可以提高 Ⅱ-Ⅳb 期鼻咽癌患者的预后。

针对 EGFR 的靶向药物还包括小分子酪氨酸激酶抑制剂如 Gefitinib、Erlotinib、Lapatinib 等。其中已有 Ⅱ 期临床试验的结果报道了 Gefitinib 和 Erlotinib 在头颈部鳞癌中的安全性[17],但在鼻咽癌中的研究尚缺乏。

二、甲状腺癌

甲状腺癌是头颈部和内分泌系统中最常见的恶性肿瘤。近二十年,我国甲状腺癌的发病率呈逐年上升趋势,尤其是 2003 年来我国甲状腺癌发病以每年 20% 上升,甲状腺癌发病的爆发性增长,可能与现阶段过度的各种影像学检查有关。在我国,每年约有 9 万余例新发甲状腺癌病例,其中约 2/3 为女性患者;死亡约 0.68 万例。在年龄低于 30 岁的女性中,甲状腺癌发病位居该年龄段恶性肿瘤首位,在 30-59 岁女性中发病率仅次于乳腺癌。我国东部沿海地区甲状腺癌发病率最高。现阶段甲状腺癌的治疗以手术为主,综合内分泌抑制、放射性核素及靶向治疗等多学科协作治疗模式。

(一)临床前研究

2017 年甲状腺癌的临床前研究主要针对发病机制的探索和新的肿瘤标志物及靶向药物的验证。其中针对甲状腺癌发病机制及发现新的肿瘤标志物的研究有:中国科学院北京生命科学研究院的 Liang 等[18]检测了 355 例中国 PTC 患者的体突变情况,发现 88.7% 的 PTC 患者有一个以上候选癌驱动基因异常,其中 BRAF 突变,RAS 突变和基因融合发生率分别为 72.4%、2.8% 和 13.8%,进一步分析发现,在他们的队列中 TERT 启动子突变更可能以亚克隆的形式发生,而中国 PTC 体细胞突变率与美国 TCGA 的数据相比存在显著不同,而且突变与临床病理因素联合分析显示,激酶基因融合与年轻患者、较大肿瘤、淋巴结转移相关。此外,他们还描述了 RET 融合相关的染色体易位特征。该研究为深入了解中国人群 PTC 发病机制奠定了基础,TERT 启动子突变与 DTC 的恶性进展相关。来自中科院肿瘤医院的 Yang 等[19]检测了 66 例远处转移的 DTC 肿瘤样本中 TERT 启动子突变和 BRAF V600E 突变情况,分析了它们与临床预后的关系,该研究发现 TERT 启动子突变与较大的年龄($P<0.001$)和较大的肿瘤直径($P=0.013$)有关,并存在 BRAF 突变($P=0.044$)和对 RAI 治疗抵抗($P<0.001$)相关。TERT 启动子突变可预测远处转移的 DTC 碘治疗抵抗,阳性预测值可达 100%;相对于 BRAF 突变,TERT 启动子突变更能影响碘摄取,因此可作为早期预测 RAI 治疗抵抗的标志物。西安交通大学附属第一医院的 Zhang 等[20]发现神经元细胞粘附分子 NrCAM 在 PTC 中表达升高,可作为术前诊断的潜在标志物。细胞和动物实验都显示 NrCAM 可促进甲状腺

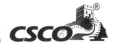

癌细胞增殖、侵袭。他们进一步阐明了 NrCAM 的促瘤作用是通过与 MAPK/Erk 和 PI3K/Akt 两条主要信号通路构成的正反馈环路相关。复旦大学肿瘤中心 Shi 等[21]用免疫组化的方法回顾性分析了 PD-L1 在 260 例 PTC 和癌旁组织中的表达情况。他们发现 PD-L1 在 52.3%（136/260）的 PTC 中阳性表达，较癌旁组织显著升高，PD-L1 表达阳性与多灶（$P=0.001$）、外侵（$P=0.001$）、更差的无复发生存率（$HR=2.825$，75%CI $1.149\sim6.943$，$P=0.024$）相关。浙江大学医学院附属第二医院的 Xiang 等[22]研究发现长链非编码 RNA（lncRNA）SLC6A9-5:2 的表达在 ^{131}I 抵抗的甲状腺癌细胞株和甲状腺癌患者中显著下调，低表达 SLC6A9-5:2 的患者预后更差，而且 SLC6A9-5:2 的表达与 PARP-1 的表达呈正相关。过表达 SLC6A9-5:2 可使 PARP-1 的 mRNA 和蛋白表达都显著提高，从而恢复碘抵抗甲状腺癌细胞对碘治疗的敏感性。进一步研究发现此过程是由高 PARP-1 活性下 DNA 过量修复引起 ATP 耗竭实现的。因此，SLC6A9-5:2 可能成为治疗 ^{131}I 抵抗甲状腺癌的新靶点。复旦大学肿瘤中心的 Liao 等[23]研究了另一种 lncRNA BANCR 可作为肿瘤抑制因子在甲状腺乳头状癌（PTC）中发挥作用。他们发现 BANCR 在 PTC 组织中表达降低，并与肿瘤大小、多灶、进展的分期相关，BANCR 可作为潜在的预后指标。而过表达 BANCR 可减少细胞增殖，促进细胞凋亡，而此过程可能通过抑制 ERK1/2 和 p38 的活性来实现，并且这一作用可被 MEK 抑制剂 U0126 进一步增强。

　　另外针对甲状腺癌靶向治疗的临床前研究有：维罗非尼（Vemurafenib）是一种 BRAF 激酶抑制剂，极大程度改善了对 *BRAF* V600E 突变的分化型甲状腺癌（DTC）患者的治疗，但是副作用和耐药常常导致治疗的终止。上海交通大学附属第六医院的 Wei 等[24]的研究显示 LY3009120 或 Obatoclax（GX15-070）可有效抑制细胞周期进展，引起 DTC 细胞大量死亡。他们发现 BRAF/CRAF 二聚体是维罗非尼耐药的潜在机制，而 LY3009120（一种新发现的泛 RAF 抑制剂）可成功克服维罗非尼耐药，在体和离体实验都可抑制 DTC 细胞生长。他们还发现，在维罗非尼耐药的 K1、KTC-1 和 BCPAP 细胞中，抗凋亡作用减弱，而 LY3009120 和 Obatoclax 都可重新引起这些耐药细胞凋亡。而 Obatoclax 的抗肿瘤活性是通过抑制线粒体膜功能，减少糖酵解，引起自噬、凋亡，加强溶酶体中和作用等来实现的。最终，他们得出结论，LY3009120 对维罗非尼耐药和不耐药的 DTC 都具有治疗潜能，而维罗非尼联合 Obatoclax 可用于碘抵抗 DTC 的治疗。一项来自浙江大学医学院附属第一医院 Wang 等[25]的研究显示维罗非尼对 *BRAF* 突变甲状腺癌的治疗作用并不依赖 MAPK 信号通路，而是通过诱导 ER 应激反应介导的自噬实现的。通过动物实验，该研究还发现自噬抑制剂对维罗非尼的治疗有增敏作用。中国台湾长庚纪念医院的 Lin 等[26]一项 HSP90 抑制剂 Ganetespib 对甲状腺癌治疗作用的临床前研究显示 Ganetespib 可有效抑制 8 种甲状腺癌细胞（包括 PTC、滤泡癌 FTC、未分化癌 ATC 和髓样癌 MTC）的增殖，而且呈剂量依赖性。Ganetespib 可降低细胞周期依赖激酶 1，阻滞细胞在 G_2/M 期，同时抑制 RAS/RAF/ERK 和 PI3K/AKT/mTOR 信号通路相关蛋白的表达。在 MTC 细胞中，RET 的表达也被抑制。Ganetespib 还可上调 Bim 的表达，激活 caspase-3 引起凋亡。动物模型实验也显示 Ganetespib 可减缓 ATC 和 MTC 的移植瘤生长。因此 Ganetespib 可作为甲状腺癌治疗的潜在药物。该团队在 2017 年还发表了另一项临床前研究[27]显示细胞周期依赖激酶抑制剂 Roniciclib 无论在体还是离体都对 ATC 细胞具有抑制作用，可作为 ATC 治疗的潜在药物。另有上海交通大学附属第六医院的 Cheng 等[28]研究发现 BRAF/MEK 抑制剂 Dabrafenib/Selumetinib 能增强 *BRAF* V600E

突变阳性的 PTC 细胞摄碘及毒性作用,抑制葡萄糖代谢,而 HER 抑制剂 Lapatinib 可增强这两种药物的诱导分化作用,因此将来的在体和临床试验可考虑联合用药。上海交通大学附属瑞金医院的 Jin 等[29]通过离体和在体实验证明络氨酸激酶抑制剂 Apatinib 可抑制 ATC 细胞的增殖,且呈剂量和时间依懒性。Apatinib 还可降低 p-Akt 和 p-GSK3β 水平,降低血管生成素 ANG 的表达,抑制血管形成。因此 Apatinib 可成为 ATC 的治疗新方法。

(二) 外科治疗

甲状腺切除范围和预防性中央区清扫一直是甲状腺乳头状癌外科治疗的争论焦点,本年度国内学者针对不同亚型的甲状腺乳头状癌进行了深入分析。针对滤泡变异型甲状腺乳头状癌(follicular variant of papillary thyroid carcinoma,FVPTC),武汉大学中南医院 Tang 等[30]分析了 SEER 数据库 26 700 例滤泡 FVPTC,当按肿瘤大小分层时,单因素分析和多因素分析均显示全甲状腺切除组和腺叶切除组的 OS 和 DSS 没有差别,但当肿瘤大于 2cm 且伴有腺外侵犯时,腺叶切除组的 OS(aHR=3.364,P=0.010)和 DSS(aHR=5.494,P=0.032)差于全甲状腺切除组,研究认为对于大于 2cm 且伴有腺外侵犯的 FVPTC 需行全甲状腺切除。针对甲状腺微小乳头状癌,一项来自南京鼓楼医院 Yi 等[31]Meta 分析纳入了 11 项研究,结果显示全甲状腺切除组和非全甲状腺切除组的总体复发率分别为 2.83% 和 2.84%,随机效应模型分析显示两组间复发率差异无统计学意义(OR=0.732,95%CI 0.444~1.208),研究认为全甲状腺切除并不降低甲状腺微小乳头状癌的复发风险,非全甲状腺切除也是很好的选择。多灶性在甲状腺乳头状癌的预后价值并不明确,一项来自 6 个国家 11 个中心(包括青岛大学附属医院、山东省立医院)的研究包含 2638 例甲状腺乳头状癌,中位随访时间 58 月,多因素分析显示多灶性并不是疾病复发的风险因素,也不是疾病死亡的风险因素,研究同时对 SEER 数据库 89 680 例乳头状癌进行分析同样显示多灶性并不是预后因素,因此该研究认为基于多灶性的过度治疗需要避免[32]。针对预防性中央区清扫的价值,四川大学华西医院 Zhao 等[33]的 Meta 分析纳入了 22 项研究共 6930 例 PTC 患者,其中 2381 例行全甲状腺切除 + 预防性中央区淋巴结清扫,4009 例仅行全甲状腺切除,结果显示,甲状腺全切 + 预防性中央区淋巴结清扫可显著降低总局部区域复发和中央区复发,对侧颈区复发无影响,然而预防性中央区淋巴结清扫增加了术后暂时性和永久性甲状旁腺功能低下的风险,也增加了暂时性喉返神经损伤的风险。

分化型甲状腺癌好发于中青年女性,随着外科设备及手术技术的改进,甲状腺癌微创美容手术应用逐渐增多。来自暨南大学附一医院 Pan 等[34]一项 Meta 分析比较了机器人甲状腺切除术与开放甲状腺切除的疗效,该 Meta 分析纳入了 23 项研究共 5200 例患者,结果显示机器人甲状腺切除术的肿瘤根治效果以及术后并发症发生情况同开放手术并无差别,但具有更少的术中出血,较少吞咽功能影响以及更好的美容效果。腔镜辅助侧颈淋巴结清扫在甲状腺乳头状癌中的应用并不广泛,浙江大学邵逸夫 Zhang 等[35]一项前瞻性随机研究,将 64 例甲状腺乳头状癌患者随机分为腔镜辅助组合开放手术组,结果显示腔镜辅助侧颈淋巴结清扫肿瘤根治效果和并发症发生率同开放手术并无差别,但术后较少发生疼痛以及具有更好的美容效果。

本年度国内学者还特别关注甲状腺肿瘤术后并发症防治研究:来自河南省肿瘤医院 Zhang 等[36]研究分析了 2678 例甲状腺全切患者术后出血的风险因素,术后出血发生率 1.5%,59% 发生于术后 4 小时内,动脉性出血是首要原因,体重指数 >30 是术后出血的风险

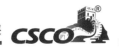

因素。浙江大学邵逸夫医院Wang等[37]首次提出了"胸腺-血管-下级甲状旁腺平面"的概念，并将此理念用于甲状腺癌中央区清扫时原位保留下级甲状旁腺，研究中181例运用该理念行中央区清扫，对照组306例按传统方法行中央区清扫，两组肿瘤大小，多灶性，腺外侵犯以及清扫和转移淋巴结数目无差异，结果显示术中保留"胸腺-血管-下级甲状旁腺平面"将左侧下级甲状旁腺原位保留率从37.9%提高至76.3%（$P<0.001$），右侧从52%提高至77.9%（$P<0.001$），术后甲状旁腺功能低下发生率从35%降至7.2%（$P<0.001$）。四川大学华西医院Wang等[38]研究纳入了186例甲状腺癌患者，全部行全甲状腺切除＋中央区清扫，多因素分析术后甲状旁腺激素水平是术后低钙血症唯一独立预测指标，术前维生素D缺乏并不增加术后低钙血症的发生风险，因此术前常规检测维生素D并无必要。

（三）DTC[131]碘治疗

[131]碘是治疗分化型甲状腺癌（differentiated thyroid cancer，DTC）的重要手段，可以降低DTC的术后复发概率。[131]碘治疗DTC远处转移灶的疗效确切，50%以上远处转移的DTC患者经过[131]碘治疗有效。但部分患者对[131]碘治疗抵抗，是患者预后不良的关键因素。[131]碘治疗抵抗也是当前DTC临床治疗的难点。以Zhang等[39]为代表的相关机制研究表明70%以上DTC患者的驱动基因集中在MAPK通路，并且体外实验证实靶向MAPK通路可以逆转碘代谢相关基因的表达并提高摄碘功能。

（四）内科治疗

2017年甲状腺癌的内科治疗研究主要集中在碘抵抗甲状腺癌的靶向治疗方面。浙江省肿瘤医院Yi等[40,41]通过体内、外的基础研究表明，Sorafenib在治疗甲状腺癌过程中通过靶向抑制MAPK和PI3K/AKT两条通路来发挥其治疗作用；但同时激活的自噬对肿瘤细胞起到保护作用，也是Sorafenib治疗碘抵抗甲状腺癌的耐药机制之一；并提出通过抑制自噬关键基因或应用自噬抑制剂来增强Sorafenib的治疗作用的假设。北京协和医院的Lin等[42]在Oncotarget杂志上报道了一项关于阿帕替尼（Apatinib）在放射性碘抵抗分化型甲状腺癌患者中的短期疗效和安全性研究，接受阿帕替尼治疗2周后，10例患者中有8名出现血清Tg浓度不同程度下降。疾病控制率（DCR）和客观缓解率（ORR）分别为100%（10/10）和90%（9/10）。主要的3级不良事件包括手足皮肤反应（50%），高血压（30%）和低钙血症（20%）。治疗期间未观察到与阿帕替尼有关的严重不良事件。因此该研究认为，Apatinib有望成为碘抵抗分化型甲状腺癌患者的有效治疗选择；并提出除RECIST 1.1标准外，甲状腺球蛋白（Tg）和葡萄糖代谢指标（SUV_{max}）可用于预测碘抵抗分化型甲状腺癌患者对阿帕替尼的反应。

（五）超声引导下热消融治疗

甲状腺良性结节的热消融在我国已开展多年，近来对于特殊的低风险的甲状腺微小癌的热消融研究我国学者亦有涉及。上海交通大学附属瑞金医院Zhou等[43]发表了使用激光治疗治疗单发$T_1N_0M_0$期甲状腺乳头状微小癌的研究，共入选病例30例，所有病例均在局麻下进行，患者激光消融耐受性好均无严重并发症。经过跟踪随访，33.3%的病例消融灶最终消失，66.6%病例消融灶缩小至疤痕样回声。所有病例在随访期内消融灶均无增大或发生局部复发或远处转移。作者认为对于部分不适合手术选择性$T_1N_0M_0$甲状腺乳头状微小癌患者使用激光消融是有效和安全的治疗方式。

三、口咽癌

近年来,口咽鳞癌的发病率逐步上升,这与其他部位的头颈部鳞癌发病率逐年下降相反。一些经典的致病因素包括吸烟与饮酒在口咽癌的发生中仍有重要作用。然而,非吸烟者与非饮酒者的口咽癌的发病率持续上升,这与人乳头状瘤病毒(human papillomavirus,HPV)的感染有关。在美国,口咽癌的发病率为 4.8/10 万[44],其发病率在 1998-2004 年间增加了 28%,这很大程度归因于 HPV 相关的口咽癌发病率 225% 的增长,伴有非 HPV 相关口咽癌 50% 的下降[45]。由于口咽在发声、吞咽、味觉形成等方面的功能,口咽癌的治疗需要在提高局部控制率的同时,最大程度保留发声和吞咽的功能。对于早期口咽癌,可采用单一治疗模式—手术或放疗。局部晚期口咽癌,则需要多学科协作,可采用同期放化疗、手术联合辅助放(化)疗。

(一) 临床前研究

25%-60% 的口咽鳞癌与 HPV 感染有关。HPV 在口咽、口腔及下咽肿瘤中都可检测到。HPV 是小环状双链 DNA 病毒,在 26% 的头颈部肿瘤中都可检测到[46]。HPV 是亲肿瘤的病毒,自身不能合成 DNA 聚合酶,只能通过宿主细胞的细胞周期蛋白增殖。HPV 的致病基因 *E6/E7* 可整合到宿主的 DNA 中,并且 E6 蛋白可结合细胞周期调节蛋白 p53,导致 p53 的降解和细胞周期的恶性转化。E7 蛋白可与 Rb 蛋白结合,促进转录因子 E2F 的释放,从而促进 G1/S 期的转换,并调节一系列与 DNA 损伤、DNA 修复、细胞分化和自噬相关的基因的表达,从而影响细胞存活与增殖。

HPV 感染对口咽鳞癌的预后有重要的影响,HPV 阳性的口咽鳞癌更能从放疗中获益。学者尝试探讨,HPV 感染有关的遗传因素是否与 HPV 相关口咽癌的易感性有关。HPV 癌蛋白可诱导 E7/Rb-E2F 通路的激活,从而导致上皮细胞恶性转换。来自上海市第九人民医院的 Yuan[47]等研究发现,*E2F1* 基因的 3′ 非转录区的 miRNA 靶向位点的多态性,可能影响口咽癌的发病风险。*E2F1 rs3213180 Ins/Del* 或 *Ins/Ins* 亚型的个体,有更高的口咽癌发病风险(OR=3.2),若个体同时合并 HPV16 的感染,则口咽癌发病风险更是显著上升(OR=15.7),并且这种风险在非吸烟、非饮酒的个体中更是显著升高。

另一方面,学者尝试探讨与 HPV 感染有关的遗传因素,是否会对口咽癌患者预后产生影响。HPV 的癌蛋白 E7 与磷酸化 RB 结合,可促进 E2F2 激活,促进细胞周期进展,并诱导 p16 的表达。来自华中科技大学的 Li[48]等研究发现,*E2F2* 的启动子单核苷酸多态性,与口咽癌的预后密切相关。*E2F2*-rs2742976 GG 和 *E2F2*-rs3218123 GG 亚型,相比于杂合子亚型,有更低的疾病复发风险(HR=0.3,95%CI 0.2~0.5),并且 *E2F2*-rs2742976 GG 和 *E2F2*-rs3218123 GG 亚型的口咽鳞癌样本中,有更高的 E2F2 蛋白的表达。研究者推断,*E2F2* 启动子单核苷酸多态性可能通过调节 E2F2 蛋白的表达,促进细胞周期转换,从而影响肿瘤细胞放射性损伤的修复,影响细胞的放射敏感性。

(二) 临床研究

尽管 HPV 相关的口咽癌近年来在美国、欧洲的发病率明显上升,然而在中国 HPV 相关的口咽癌的发病率和流行学报道尚不多。目前,在临床中检测 HPV 感染可采用核酸原位杂交、基因芯片和 p16 免疫组化染色,不同方法的阳性率有所不同。p16 免疫组化染色,是最早应用到临床中的、检测宫颈癌和头颈部鳞癌 HPV 感染情况的。HPV 的癌基因 *E6/E7* RNA

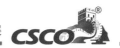

的检测,也可用于 HPV 的检测,该法与 p16 免疫组化染色的一致度比较高。然而,在石蜡包埋的切片中,由于 DNA 和 RNA 的降解,HPV 检测的敏感度有所下降。所以在石蜡包埋切片中,临床上更多采用免疫组化 p16 染色。

来自第四军医大学的研究收集了 93 例口咽癌的标本[49],并采用免疫组化进行 p16 检测,分析国人口咽癌中 HPV 感染情况,探讨 HPV 感染与临床病理因素、预后的相关性。结果显示,在口咽癌中,25.8% 的病例为 p16 阳性,并且 p16 阳性与年轻、轻吸烟史(<20 支 / 年)、低分化 / 差分化、淋巴结阳性和更晚临床分期有关。p16 阳性和 T 分期是影响口咽癌预后的独立预测因子。并且,在接受手术 + 术后放化疗的口咽癌患者中,p16 阳性者的 5 年总生存显著优于 p16 阴性者(80% vs. 16%,P=0.015)。鉴于国内关于口咽癌 HPV 感染率的报道不多,该研究报道了口咽癌中 HPV 感染率,并且确认了国人 HPV 阳性与放化疗敏感性相关,对于将来开展口咽癌的临床研究有很好的参考价值。

在预后方面,AJCC 分期系统中纳入了颈部受累淋巴结数目、颈部淋巴结大小和位置作为口咽癌 N 分期的标准。越来越多证据表明,淋巴结包膜外侵犯、淋巴结受累比例、清扫淋巴结总数目也是影响预后的重要因素。淋巴结受累比例,是指阳性淋巴结数与总清扫淋巴结数目之比。来自首都医科大学的研究表明[50],淋巴结受累比例大于 7.5%,与一系列不良预后因素有关,包括高 T 分期、高 N 分期、病理分级高、包膜外侵犯或弥漫性浸润有关。淋巴结受累比例 >7.5% 是影响口咽癌预后的独立预测因子。并且,若患者同时有淋巴结受累比例 >7.5% 且受累淋巴结数目 >2 个,则更有可能从术后放化疗中获益,手术联合术后放化疗、单纯手术组的 5 年无病生存率分别是 49.0% vs. 28.6%(P=0.036)。既往术后放化疗的指征主要是包膜外侵犯或切缘阳性,而该研究提出了新的预后因素,值得进一步前瞻性研究以证实。

在放化疗毒性方面,放射性下颌骨坏死是较为严重的远期毒性。一项来自天津肿瘤医院和 MD Anderson 的研究表明[51],与光子调强放射治疗(IMRT)相比,质子调强放射治疗(IMPT)的下颌骨平均剂量更低(25.6Gy vs. 41.2Gy,P<0.001),并且放射性下颌骨坏死发生率更低(2% vs. 7.7%)。放射性下颌骨坏死与照射的部位和高剂量区密切相关,在所有发生下颌骨坏死的病人中,坏死的区域都接受了 >50Gy 的照射。这项研究对临床工作中评估下颌骨放射剂量有很好的参考价值。

四、喉癌

喉癌(laryngeal carcinoma,LC)95% 以上为喉鳞状细胞癌(laryngeal squamous cell carcinoma,LSCC),在头颈部鳞癌中位列第二,以其高发病率和高死亡率严重威胁着人类的生命和健康。根据 GLOBOCAN,2012 年 LC 造成 83 376 人死亡(包括 3880 例美国人和 12 308 例中国人),男性较女性易感[52],非裔美国人发病率和死亡率高于白种人[53]。吸烟和饮酒是主要病因,而接触诸如石棉、多环芳烃、碳氢化合物和纺织粉尘被认为可潜在增加致癌风险[54]。

喉癌的治疗方法主要有手术、放疗及化疗。30 年来,尽管新型的手术方法、化疗药物、放疗技术和靶向药物陆续应用,但喉癌患者总的生存率并无提高(约 50%~60%,进展期喉癌甚至低至 30%~40%),总体疗效并不令人满意[55]。因此,找到喉癌发生发展的分子机制和遗传学基础、探求喉癌治疗新策略非常必要。

（一）流行病学研究

北京协和医院 Chen 等[56]应用 300 例喉鳞癌患者的肿瘤组织标本和 300 例无癌对照的声带息肉标本,测定了 HPV 基因型、HPV16 病毒载量和病毒整合状态,以及 p16 的表达,以了解 HPV 在 LSCC 中所起的作用。结果发现:HPV（所有类型）的患病率均高于对照组（7% vs. 3.3%）,尤以 HPV16 为著。与 HPV16 DNA 阳性相关的喉癌风险性更常见于≤55 岁、男性、不吸烟及不饮酒者。病例组中 31/300（10.3%）p16 免疫染色阳性,而对照组中 p16 免疫染色全部为阴性。

复旦大学 Gong 等[57]采用高通量测序法,对比 31 例喉癌组织、24 例癌旁正常组织（NATs）和 32 例声带息肉的菌群结构。发现链球菌属、梭杆菌属和普氏菌属是喉部普遍的细菌种群。喉癌组比 NAT 组具有更高的 α- 多样性。三组样品中七个细菌属的相对丰度存在差异。喉癌患者十个细菌属的相对丰度与对照组有较大差异。这些结果均表明喉癌患者的喉菌群分布发生了改变,提示可能与喉癌的菌群结构紊乱有关。

该研究组还对比了 68 例喉癌和 28 例声带息肉患者的拭子标本,采用 16S rRNA 基因库的焦磷酸测序来研究喉微生物的特征。发现厚壁菌门为主要的门,链球菌属为主要的属。从链球菌、梭杆菌属、普氏菌属、颗粒链菌属和韦尔士球菌属检测到的九种核心操作分类单元,占总序列检测的 21.3%。但喉癌和声带息肉患者喉菌群无明显差异。链球菌属的相对丰度与梭菌属、纤毛菌、奈瑟氏菌属、放线菌和普氏菌呈负相关。表明咽部微生物群可能存在潜在拮抗作用[58]。

武汉大学人民医院 Zuo 等[59]的 meta 分析共纳入了 30 项研究（4 个队列研究,26 项病例对照研究）总计 14 292 例 LC 病例和 45 579 例对照。吸烟和喉癌风险相关性的总估计值为 7.01。戒烟十五年内的风险持续上升,但在戒烟 16 年及以上者风险下降。40 年以上烟龄的人有九倍的患喉癌的风险。每天抽烟≥30 支的人有七倍的患喉癌的风险,吸烟≥40 年的人患喉癌的风险是不吸烟者的五倍。吸烟与喉癌的风险之间的相关性没有发现发表偏倚。因此,不论男女,吸烟与患喉癌风险之间在剂量效应和时间效应方面有很强的相关性。戒烟可以减少喉癌的发病率,尤其是戒烟 15 年或更长时间的吸烟者。

（二）临床前研究

（1）分子机理及遗传学基础研究:

台州人民医院 Yang 等[60]对喉癌两个基因表达谱数据（gse27020 和 gse25727）中总计 331 个信息基因进行大数据分析,发现蛋白 - 蛋白相互作用（protein-protein interaction,PPI）网络中与喉癌复发有关的信息基因和关键非信息基因。排名前 10 的包括:*NTRK1*,*TP53*、*PTEN*、*FN1*,*elavl1*,*HSP90AA1*,*XPO1*,*LDHA* 和 *CDK2*。优化的 SVM 分类器包括排名靠前的 80 个基因,其分类精度为 100%,并在另一独立数据库上进行了验证,准确性高达 97.47%。

安徽医科大学第二附属医院 Tao 等[61]比较喉癌组织（LTs）及癌旁正常组织（ANMMTs）中 mRNA 和蛋白水平,发现肿瘤分化程度越低,IL-12Rβ2+ 与肿瘤浸润淋巴细胞（TILs）比值越下降。61 例 LC 患者的 ANMMTs 中 IL-12Rβ2+TILs 比显著高于 LTs 组织（p<001）。Kaplan-Meier 分析发现 IL-12Rβ2+TILs 比值≥35% 比 <35% 者有更好的生存（p=0.041）。多变量分析显示高 IL-12Rβ2+TILs 比值和 OS 之间关联显著。

中山大学附属第一医院 Sun 等[62]采用免疫组化检测、流式细胞分析及 ELISA 法对 65 例喉鳞状细胞癌标本中活化的 Foxp3 调节性 T 细胞（aTreg）和 M_2 巨噬细胞进行了分析。发

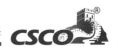

现喉癌组织中,aTreg 细胞和 M_2 型巨噬细胞的聚集提示预后不良且彼此呈正相关。而且 aTreg 细胞和 M_2 型巨噬细胞可形成一个正反馈回路,是维持或促进肿瘤微环境中免疫抑制必不可少的,可能是抑制肿瘤进展的潜在治疗靶点。

大连医科大学 Chen 等[63]发现 52 例 LC 样本中,B7 超家族成员[包括 B7-H1(PD-L1)、B7-DC(PD-L2)和 B7-H4]的表达阳性率分别为 57.7%,32.7% 和 34.6%,免疫荧光双染法显示 Hep-2 细胞中,B7-H4 与 EMT 相关标志物(包括 p-Smad2/3、Snail 和波形蛋白)共表达。另外,Hep-2 细胞中,B7-H4 过表达会通过活化 AKT-STAT3 信号促进 pSmad2/3 和 Snail 的表达。Transwell 和创面愈合实验显示 B7-H4 增强 Hep-2 和 TU212 细胞侵袭和转移。

中山大学肿瘤中心 He 等[64]对 208 例临床进展期 LSCC 标本进行免疫组化分析,发现 80 例(38.5%)有肝激酶 B1(LKB1)基因高表达,LKB1 低表达组总生存期(OS)及无远处转移生存期(DMF)明显低于 LKB1 高表达组($P=0.041$ 和 0.028),多因素分析也显示 LKB1 高表达是 OS 和 DMF 独立的预后因子($P=0.026$ 和 0.032)。该课题组同时发现 163 例(78.4%)有 DNA 依赖蛋白激酶催化亚基(DNA-PKcs)高表达,DNA-PKcs 高表达与生存期($P=0.016$)及远处转移($P=0.02$,卡方检验)显著相关,DNA-PKcs 高表达组 OS 及 DMF 明显低于 DNA-PKcs 低表达组($P=0.029$ 和 0.033),多因素分析也显示 DNA-PKcs 表达是 OS 和 DMF 独立的预后因子($P=0.039$ 和 0.037)。

中南大学湘雅医院 Luo 等[65]通过对比 209 例患者的喉癌组织标本及 88 例癌旁正常对照标本发现,膜联蛋白 A_2 的表达是评估喉癌恶性进展的一个独立的预后指标,其表达与肿瘤大小、淋巴结转移、远处转移及临床分期密切相关,而且较高的膜联蛋白 A_2 表达与喉癌患者预后不良有关。

浙江中医大学 Zhu 等[66]发现 hsa-miR-138-2-3p 过表达在人喉癌干细胞(CSCs)的很多生物进程中发挥着抗癌的关键作用:①在对放疗的反应中降低喉喉癌 CSCs 的增殖和侵袭;②增加喉癌 CSCs 放疗后早期及晚期细胞凋亡的比例,增加 G1 期细胞,降低与喉癌 CSCs 放疗抵抗相关的 S 期细胞的比例。③下调 Wnt 信号通路中与喉癌放疗 CSCs 耐受相关的 β 联蛋白的表达。④下调在 Hippo 信号通路中调控细胞增殖、侵袭和凋亡的 YAP1 的表达。⑤上调 MAPK 信号通路与放疗敏感性有关的 p38 和 JNK1 的表达。

蚌埠医学院 Gong 等[67]对 130 例 LC 组织标本进行研究发现,喉鳞癌组织中 ORAOV1 和 ABCG2 的表达水平显著高于对照组,而 KiSS-1 的表达水平明显低于对照组织。ORAOV1 和 ABCG2 的表达水平与原发肿瘤(pT)、淋巴结转移(LNM)和肿瘤转移(TNM)分期呈正相关,与患者总生存期(OS)呈负相关。KiSS-1 蛋白的表达水平与肿瘤分级、pT、LNM 和 TNM 分期呈负相关,KiSS-1 表达阳性的亚组与 KiSS-1 表达阴性的亚组相比,总体生存时间明显延长。多因素分析显示,ORAOV1、ABCG2 或 KiSS-1 的表达水平可能是喉癌患者肿瘤分期、TNM 分期及总体生存率的独立预后因素。因此 ORAOV1、ABCG2 和 KiSS-1 是判断喉鳞癌转移和预后有前景的生物标志物,也是潜在的治疗靶点。

(2)药理相关基础研究:

西安交大第二附属医院 Wu 等[68]发现白花蛇舌草多糖(Hedyotis diffusa polysaccharides,HDP)可以抑制 Hep2 人喉鳞癌细胞增殖的时间和剂量依赖性。细胞周期分析显示,暴露于 HDP(400μ 克 / 毫升)引起细胞周期 G0/G1 期阻滞。此外,用 HDP 治疗 24h 可引起显着的 HepG2 细胞凋亡,并伴随 caspase-3 和 caspase-9、caspase-8 裂解增加,bcl-2 蛋白表达减少。

此外,HDP 能够抑制细胞迁移和抑制 MMP-2 and μPA 表达。

吉林大学第二医院 Teng 等[69]通过荷瘤鼠在体及离体实验发现,人参的天然产物 20(s)-原人参二醇(PPD)PPD 具有良好的辐射协同效应。与单纯放疗相比,PPD 联合放疗,可以使 Hep-2 细胞中 mTOR 信号通路下调,进而显著抑制肿瘤增殖、诱导细胞凋亡。

哈尔滨医科大学第二附属医院 Tian 等[70]持续将喉癌细胞系 Hep-2 暴露于顺铂中,建立顺铂耐药模型喉癌细胞(Hep-2/R)。发现,相比 Hep-2,Hep-2/R 细胞明显呈现顺铂耐药。然而,miR-26b 过表达显著的降低了顺铂对 Hep2/R 的 IC50)。从机理上讲,Hep-2/R 细胞中的 miR-26b 降低了 ATF-2 的表达,从而抑制了 ATF2 的磷酸化和顺铂诱导的 ATF2-c-Jun 复合物的形成。结果显示,Hep-2/R 细胞不能过表达 Bcl-xl,Bcl-xl 是顺铂治疗中关键的抗凋亡蛋白。因此,miR-26b 过表达能够促进顺铂诱导的线粒体凋亡。

温州医科大学 Chen 等[71]合成了由 34 个甲基构成的结构稳定的姜黄素类似物 CA15,能够通过靶向 NF-κB 具有抗喉癌的作用。

武汉同济医科大学中心医院耿娟等[72]对 25 项病例对照研究(共纳入喉癌 1333 例,对照组 528 例)进行 meta 分析,发现生存素(survivin)对喉癌的发生和发展起着重要的作用,survivin 高表达提示患者预后差。喉癌组与对照组、伴有与不伴有淋巴结转移的两组喉癌患者、以及不同 T 分期喉癌患者生存素(survivin)的表达均有统计学差异($P<0.00001$)。临床 I、II 期及中低分化喉癌患者 survivin 的表达明显低于临床 III、IV 期及高分化喉癌患者($P<0.00001$)。

第二军医大学长征医院 Ji 等[73]发现天冬酰胺酶在人 LSCC Tu212 和 Tu686 细胞系中可诱导明显的细胞毒性和 Caspase 依赖的细胞凋亡。同时,在 LSCC 细胞中天冬酰胺酶会触发自噬,这通过积累的自噬体和轻链 3-I(LC3-I)转换为 LC3-II 得到确认。重要的是,通过氯喹(CQ)抑制作用显著增强天冬酰胺酶诱导的细胞毒性,表明自噬在天冬酰胺酶的喉癌细胞治疗中起着细胞保护作用。同时,线粒体来源的活性氧(ROS)参与天冬酰胺酶诱导的自噬和细胞毒性。Western blot 分析显示,天冬酰胺酶诱导的自噬作用是通过 Tu212 细胞系和 Tu686 细胞系中 Akt/mTOR 失活、ERK 信号通路激活来介导。

(三)临床研究:

(1)检查方法相关研究:

贵州医科大学 Hu 等[74]按照美国麻醉学会(ASA)的评定标准,将 196 例身体状态为 I 和 II 级的成年喉癌患者随机分配到可视喉镜(GVL 组)(N=100)和直接喉镜(MDL 组)(N=96),发现 GVL 组改良的 Cormack-Lehane 分级(I/IIa/IIb/III/IV)显著优于 MDL 组($P<0.001$),GVL 组的肿瘤观察效果明显优于 MDL 组(79% 比 50%,$P<0.001$)。而插管相关并发症的发生率明显低于 MDL 组(8% vs 30%,$P=0.002$),意外事故百分率显著低于 MDL 组(33% vs. 53%,$P=0.006$)。一次插管成功率和患者的血液动力学变化在两组之间没有统计学差异。因此,GVL 对喉部肿瘤提供了更好的可视化效果,并能全视角的观察声门,且并发症很少,适合临床应用。

天津协和医学中心 Yang 等[75]比较窄带成像(narrow-band imaging,NBI))内镜活检与常规活检的准确性。研究共纳入 138 例患者(喉癌 118 例,增生 3 例,发育不良 12 例,声带息肉 1 例,声带炎 4 例),病理标本准确采集率分别为 95.6% 和 75.7%($P=0.001$),Tis、I 期和 II 期喉癌病理标本准确采集率分别为 100% vs. 0%($P=0.002$),100% vs. 25%($P=0.018$)和

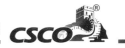

85.71% vs. 38.46%（*P*=0.011）。

江南大学附属医院 Sun 等[76]对 6 项研究 716 个病灶进行 meta 分析，发现 NBI 合并敏感性、特异性和诊断似然比为 0.94，0.89 和 142.12，ROC 曲线下面积为 0.97；而常规内镜对应的诊断效能分别为 0.81，0.92 和 33.82。

（2）预后因素相关研究：

中山医科大学中山纪念医院 Yu 等[77]回顾分析了 129 例 LSCC 患者，分析 C 反应蛋白 / 白蛋白比（CRP / ALB）与临床病理特征的关系。ROC 曲线示 CRP / ALB 的临界值为 0.047。COX 单因素和多因素分析示 CRP / ALB 升高与淋巴结转移、临床分期晚、肿瘤复发显著相关，并且是 OS 和 PFS 较差的显著预测因子。

复旦大学耳鼻喉医院 Xue 等[78]选取 979 例 LSCC 患者，通过无病生存（DFS）和肿瘤特异生存（CSS）的 Cox 回归模型，评估了术前中性粒细胞、血小板、淋巴细胞、单核细胞、中性细胞和淋巴细胞比（NLR）、血小板和淋巴细胞比（PLR）、淋巴细胞和单核细胞比（LMR）等血液参数的预后相关性。高 NLR（>2.40）、高 PLR（>111.00）、低淋巴细胞（<1.6x109/L）和低 LMR（<3.50）的患者 DFS 和 CSS 有更高的风险（*P*<0.05）。

哈尔滨医科大学肿瘤医院 Zhan 等[79]发现 241 例 LC 患者中，116 例（48.1%）血小板分布宽度（PDW）升高。Kaplan Meier 分析示 PDW 升高与较差的 OS 显著相关（*P*<0.001）。多变量 COX 模型中，PDW 是 OS 独立的预测指标（*P*<0.001）。因此提示血小板升高可能是喉癌一个新的预后指标。

南昌医科大学第二附属医院 Chen 等[80]选取了 241 例 LSCC 患者，回顾性分析了术前白蛋白 / 球蛋白比值（AGR）的预测价值。单因素分析发现性别、低 AGR、T 分期、组织学分级、淋巴结转移与 OS 差相关。低 AGR、T 分期、淋巴结转移和组织学分级与 DFS 差相关。多因素分析发现淋巴结转移和低 AGR 与 OS 和 DFS 显著相关。因此，术前低 AGR 可以作为一种简易且有价值的预测 LSCC 患者预后的血液指标。

复旦大学肿瘤中心 Shi 等[81]2752 例 LSCC 患者随机分为训练组（N=2477）和验证组（n=275），以制定有效的列线图来更好地预测颈淋巴清扫术治疗喉癌患者的生存率。3 年和 5 年肿瘤特异性死亡率（CSM）分别为 30.1% 和 37.2%。3 年和 5 年其它原因造成的死亡率（DROC）分别为 6.2% 和 11.3%。包括淋巴结转移率（LNR）在内的 13 项预后因素与 OS 相关，除种族以外的 12 项预后因素与 CSS 相关。以一致性指数作为评判指标，列线图的预测性能优于 no-LNR 模型和 TNM 分期。因此，构建综合性的列线图能够更准确预测喉癌颈淋巴清扫术后患者的 OS 和 CSS。

西安交通大学第一附属医院 Quan 等[82]分析了 170 例中国男性 LC 患者随访 10 年的单核苷酸多态性（SNP）对 LC 风险和 OS 的影响。OS 为 41.2%，中位 OS 时间为 48 个月。Kaplan-Meier 分析表明，1 年、3 年、5 年生存率分别为 84.7%，57.2% 和 47.1%。五种 LC 的临床病理特征，即全喉切除术（TL），低分化（LD），T3-T4，N1-N2，和临床Ⅲ-Ⅳ期均与较差的 OS 有关。单变量 Cox 回归分析表明：相比于野生型纯合子基因型，四个 SNPs 与共显性遗传模型中 LC OS 相关（*P*<0.05）：rs10088262 G/A，rs1665650 A/G，rs3802842 C/C，rs59336 T/A 和 T/T。

南通大学第一附属医院 Zhang 等[83]7 项研究总计 975 名 LC 患者进行 meta 分析。发现血管内皮生长因子（VEGF）过度表达预示喉癌患者预后不良，OS 综合危险比为 1.703，DFS 综合危险比为 1.918。未发现明显的发表偏倚。

南京大学中医院 Chen 等[84]对总计 6 项研究进行 Meta 分析以确定全喉切除术(SRAL)后口腔复发的风险因素。结果证实声门下原发、更高的肿瘤分期(特别是 T4 期)和术前气管切开术是喉癌患者全喉切除术后口腔复发的风险因素。

五、舌癌

在中国,舌癌是最常见的口腔癌。舌癌的发病与患者的烟酒嗜好明显相关。2017 年中国研究者在舌癌的研究主要集中在以下几方面。

临床前研究

(1)发病机制研究:

中山大学肿瘤中心头颈肿瘤外科的 Zhang 等[85]利用生物信息学研究发现导致舌癌的关键基因及信号通路,发现 RAC1,APP,EGFR,KNG1,AGT 和 HRAS 等基因为肿瘤发生的重要关键基因;并与以下重要信号通路相关如神经活性配体和受体的相互作用,钙信号通路及趋化因子等信号通路。Wang 等[86]则通过下调或敲除 lnc-Sox5 mRNA 发现均能使 Tca8113 舌癌细胞株生长抑制或导致细胞凋亡;同时该研究发现敲除 HuR 基因具有稳定 lnc-Sox5 mRNA 的作用;因此 HuR 基因通过稳定 lnc-Sox5 mRNA 来促进舌癌的发生和进展。中山大学附属第一医院的 Wang 等的研究发现高血糖能通过 PKM2 通路促进舌癌的转移[87]。Yang 等[88]则通过检测 MFAP5 和 TNNC1 基因表达来预测舌癌区域淋巴结微小转移可能。

(2)预后研究:

舌癌的预后除了与患者的体力状况评分及肿瘤分期相关外,Qiu Z 等[89]通过微阵列数据库筛选出 16 个基因表达特征和风险评分来预测舌癌的预后。Wang[90]发现上调的 PRR11 是独立的舌癌预后不佳因素。Nrp2 与淋巴管生成相关,上海交通大学第九医院的 Ong HS 等[91]研究发现舌癌细胞内高表达的 Nrp2 水平与患者较短的总生存和无进展生存期相关。中山大学的 Zhang 等[92]回顾性分析鼻咽癌放疗后发生舌癌的患者与散发舌癌患者对比,发现既往接受放疗是不良预后因素。

(3)耐药机制研究:

广州医科大学附属肿瘤医院的 Zheng[93]在 *Clin Cancer Res* 上发表的研究结果提示 HSP27 与舌癌的多药耐药相关,HSP27 基因敲除或给予 HSP27 抗体均能逆转化疗耐药。进一步的研究发现其中的机制可能与 HSP27 与 TLR5 结合激活 NF-KB 通路有关。Wang 等[94]研究发现丹参酮通过抑制 JAK/STAT3 信号通路增加紫杉醇类药物在舌鳞癌中的疗效。在对放疗增敏的研究中,北京大学口腔医院的 Jia L 等[95]发现,曲古抑菌素(Trichostatin)通过上调 miR -375 来抑制 PDX 和 AKT,从而对舌鳞癌细胞起到放疗增敏作用。

第三部分 总 结

鼻咽癌部分:鼻咽癌目前的主要研究热点依然集中在优化综合治疗模式上,由于鼻咽癌具有地域分布不均衡性的特点,在世界范围内依然算是少见癌种,因此高级别的试验证据较少,作为我国,特别是华南地区的常见癌种,如何通过高质量的随机对照试验等临床研究找出最优综合治疗方案的重任就落在了我国的专家学者们身上。在这方面我国的专家学者,特别是华南流病地区的学术机构,进行了大量的工作,为推进我国鼻咽癌诊疗事业的发展作出了巨大的贡献。

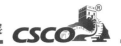

但是目前我国在鼻咽癌领域的研究中临床研究比例较高,尚缺乏高质量的基础研究及相关转化研究,鼻咽癌发生发展中的许多关键机制仍未阐明,如何提升我国鼻咽癌领域基础转化临床的研究的质与量,将基础成果转化为社会效益,是未来我们面对的一个重要挑战。期待明年我国各鼻咽癌研究机构能通过紧密的合作取得更多优秀的成果,共同提高鼻咽癌患者的生存率及生活质量。

甲状腺癌部分:甲状腺癌的临床前转化性研究和外科治疗依然是过去一年中我国甲状腺癌研究的热点。我国的专家学者在上述方面进行了大量的工作,为推进我国甲状腺癌诊疗事业的发展作出了巨大的贡献。

但是我国学者在甲状腺癌领域研究中,基础研究所占比例过高,临床研究也多以单中心研究和回顾性研究为主,缺少高质量的原创性研究和随机对照的多中心临床研究。期待明年我国各甲状腺癌研究中心能够加强紧密合作,取得更多高质量的研究成果。

其他部分:头颈部鳞癌,尤以口咽癌、喉癌和舌癌最为常见,虽然治疗手段不断进步,但五年生存率仍不到50%,手术、放化疗以及靶向治疗等方法并未能达到满意的治疗效果。相较其他癌种,我国学者在这一领域的研究依然处于瓶颈期,临床前和临床研究缺少高质量,高有效性的原创性研究和大型 RCT 研究,明显落后于欧美等国家。期待未来我国的头颈鳞癌治疗能够抓住目前国内外生物医药研发蓬勃发展的好机会,紧跟世界步伐,加入更多的全球新药临床研究中。

附表1 头颈部肿瘤领域重要进展

作者	研究机构	研究概要	出版刊物	影响因子	对临床实践的意义	证据级别
卢煜明* 陈君赐等[1]	香港威尔斯亲王医院	对香港地区 20 174 名受试者进行血浆 EBV DNA 载量连续筛查,两次筛查持续阳性者进行 MRI 与鼻咽镜检查,最终发现 34 例鼻咽癌患者,71% 患者属于早期(Ⅰ、Ⅱ期),阳性预测值为 11%	*N Engl J Med*	72.406	血浆 EBV DNA 可能成为早期鼻咽癌的可靠早诊指标,可应用于高发区鼻咽癌人群筛查	1级,可能改变临床诊断方法,值得关注进展
马骏* 任先越等[5]	中山大学肿瘤防治中心	HOPX 是鼻咽癌中最显著的超甲基化基因,恢复 HOPX 的表达可以抑制鼻咽癌细胞的转移和提高化疗敏感性,HOPX 高甲基化的鼻咽癌患者预后不良	*Nat Commun*	12.124	HOPX 或可成为鼻咽癌患者转移的预后指标和治疗靶点	2级,高级别转化性研究,重要进展

* 通讯作者

附表2　头颈部肿瘤领域值得关注的进展

作者	研究机构	研究概要	出版刊物	影响因子	对临床实践的意义	证据级别
曾木圣*钟茜等[3]	中山大学肿瘤防治中心	融合基因RARS-MAD1L1能增强鼻咽癌细胞的增殖、克隆形成能力和干细胞标志的表达,侧群细胞比例以及放化疗的抵抗,加剧诱导基因组不稳定性。融合基因RARS-MAD1L1能增强肿瘤"干性"	*Clin Cancer Res*	9.619	融合基因RARS-MAD1L1可作为一个新的肿瘤标志物,为鼻咽癌治疗提供潜在靶标	2级,高级别转化性研究,值得关注进展
陈明远*游瑞等[8]	中山大学肿瘤防治中心	Ⅱ-Ⅳb期鼻咽癌患者IMRT联合三周期大剂量顺铂同步化疗同时使用尼妥珠单抗/西妥昔单抗,联合组较单纯DDP同步化疗组的3年总生存率、3年无疾病生存率、3年无远处转移率均明显提高	*Theranostics*	8.766	在IMRT联合三周期大剂量顺铂同步化疗的基础上同时使用尼妥珠单抗/西妥昔单抗可以明显提高Ⅱ-Ⅳb期鼻咽癌患者的预后	2级,多中心RCT,可能改变临床实践,值得关注进展
王建彪*等[37]	浙江大学邵逸夫医院	在甲状腺癌中央区清扫时原位保留下级甲状旁腺,能使左侧下级甲状旁腺原位保留率从37.9%提高至76.3%,右侧从52%提高至77.9%,术后甲状旁腺功能低下发生率从35%降至7.2%	*Br J Surg*	5.899	运用"胸腺-血管-下级甲状旁腺平面"的手术理念能够显著提高甲状旁腺原位保留率,显著降低术后甲状旁腺功能低下的发生率	2级,可能改变临床实践,值得关注进展
邱伟华*金志坚等[29]	上海瑞金医院	阿帕替尼可抑制ATC细胞的增殖,且呈剂量和时间依懒性。阿帕替尼可降低p-Akt和p-GSK3β水平,降低血管生成素ANG的表达,抑制血管形成	*Cell Physiol Biochem*	5.104	阿帕替尼可能成为ATC的治疗新方法	2级,值得关注进展
林岩松*等[42]	北京协和医院	阿帕替尼单药治疗10例放射性碘抵抗分化型甲状腺癌患者2周后,8例出现血清Tg浓度不同程度下降,DCR和ORR分别为100%和90%,安全性可控,无严重不良事件。甲状腺球蛋白和葡萄糖代谢指标可用于预测碘抵抗分化型甲状腺癌患者对阿帕替尼的反应	*Oncotarget*	5.168	阿帕替尼有望成为碘抵抗分化型甲状腺癌患者的有效治疗选择	2级,单中心前瞻性Ⅱ期研究,可能改变临床实践

*通讯作者

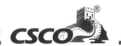
续表

作者	研究机构	研究概要	出版刊物	影响因子	对临床实践的意义	证据级别
高志强*陈兴明等[56]	北京协和医院	HPV尤以HPV16在喉癌的发病中扮演着重要作用,患病率明显增加。病例组p16阳性率明显高于对照组	*Ann Oncol*	11.855	该研究为HPV感染在喉癌的流行病因学作用方面提供了循证证据	2级,值得关注进展

*通讯作者

参 考 文 献

1. Chan KCA, Woo JKS, King A, et al. Analysis of Plasma Epstein-Barr Virus DNA to Screen for Nasopharyngeal Cancer. N Engl J Med, 2017, 377(6):513-522.

2. Yang Q, Zhang M X, Zou X, et al. A Prognostic Bio-Model Based on SQSTM1 and N-Stage Identifies Nasopharyngeal Carcinoma Patients at High Risk of Metastasis for Additional Induction Chemotherapy. Clin Cancer Res, 2018, 24(3):648-658.

3. Zeng M S, Zhong Q, et al. The RARS-MAD1L1 Fusion Gene Induces Cancer Stem Cell-like Properties and Therapeutic Resistance in Nasopharyngeal Carcinoma. Clin Cancer Research. 2018, 24(3):659-673.

4. Xu L, Huang T J, Hu H, et al. The developmental transcription factor IRF6 attenuates ABCG2 gene expression and distinctively reverses stemness phenotype in nasopharyngeal carcinoma. Cancer Lett 2017, [Epub ahead of print].

5. Ren X, Yang X, Cheng B, et al. HOPX hypermethylation promotes metastasis via activating SNAIL transcription in nasopharyngeal carcinoma. Nat Commun, 2017, 8:14053.

6. Chua MLK, Wee JTS, Hui E P, et al. Nasopharyngeal carcinoma. Lancet, 2016, 387(10022):1012-1024.

7. Chen L, Hu C S, Chen X Z, et al. Adjuvant chemotherapy in patients with locoregionally advanced nasopharyngeal carcinoma: Long-term results of a phase 3 multicentre randomised controlled trial. Eur J Cancer, 2017, 75:150-158.

8. You R, Hua Y J, Liu Y P, et al. Concurrent Chemoradiotherapy with or without Anti-EGFR-Targeted Treatment for Stage Ⅱ-Ⅳb Nasopharyngeal Carcinoma: Retrospective Analysis with a Large Cohort and Long Follow-up. Theranostics 2017, 7(8):2314-2324.

9. Cao S M, Yang Q, Guo L, et al. Neoadjuvant chemotherapy followed by concurrent chemoradiotherapy versus concurrent chemoradiotherapy alone in locoregionally advanced nasopharyngeal carcinoma: A phase Ⅲ multicentre randomised controlled trial. Eur J Cancer, 2017, 75:14-23.

10. Kong L, Zhang Y, Hu C, et al. Effects of induction docetaxel, platinum, and fluorouracil chemotherapy in patients with stage Ⅲ or ⅣA/B nasopharyngeal cancer treated with concurrent chemoradiation therapy: Final results of 2 parallel phase 2 clinical trials. Cancer, 2017, 123(12):2258-2267.

11. Zhang Y, Li W F, Liu X, et al. Nomogram to predict the benefit of additional induction chemotherapy to concurrent chemoradiotherapy in locoregionally advanced nasopharyngeal carcinoma: Analysis of a multicenter, phase Ⅲ randomized trial. Radiother Oncol, 2017, , [Epub ahead of print].

12. Liu L T, Chen Q Y, Tang L Q, et al. Advanced-Stage Nasopharyngeal Carcinoma: Restaging System after Neoadjuvant Chemotherapy on the Basis of MR Imaging Determines Survival. Radiology 2017, 282(1):171-181.

2017 中国临床肿瘤学年度研究进展

13. Peng H, Chen L, Zhang Y, *et al.* The Tumour Response to Induction Chemotherapy has Prognostic Value for Long-Term Survival Outcomes after Intensity-Modulated Radiation Therapy in Nasopharyngeal Carcinoma. Sci Rep, 2016, 6: 24835.

14. Ke L R, Xia W X, Qiu W Z, *et al.* A phase II trial of induction NAB-paclitaxel and cisplatin followed by concurrent chemoradiotherapy in patients with locally advanced nasopharyngeal carcinoma. Oral Oncol, 2017, 70: 7-13.

15. Zhang B, Tian J, Dong D, *et al.* Radiomics Features of Multiparametric MRI as Novel Prognostic Factors in Advanced Nasopharyngeal Carcinoma. Clin Cancer Res, 2017, 23 (15): 4259-4269.

16. Yang H, Chen X, Lin S, *et al.* Treatment outcomes after reduction of the target volume of intensity-modulated radiotherapy following induction chemotherapy in patients with locoregionally advanced nasopharyngeal carcinoma: A prospective, multi-center, randomized clinical trial. Radiother Oncol, 2018, 126 (1): 37-42.

17. You R, Sun R, Hua Y J, *et al.* Cetuximab or nimotuzumab plus intensity-modulated radiotherapy versus cisplatin plus intensity-modulated radiotherapy for stage II-IVb nasopharyngeal carcinoma. Int J Cancer, 2017, 141 (6): 1265-1276.

18. Liang J, Cai W, Feng D, *et al.* Genetic landscape of papillary thyroid carcinoma in the Chinese population. J Pathol, 2017, [Epub ahead of print].

19. Yang X, Li J, Li X, *et al.* TERT Promoter Mutation Predicts Radioiodine-Refractory Character in Distant Metastatic Differentiated Thyroid Cancer. J Nucl Med, 2017, 58 (2): 258-265.

20. Zhang Y, Sui F, Ma J, *et al.* Positive Feedback Loops Between NrCAM and Major Signaling Pathways Contribute to Thyroid Tumorigenesis. J Clin Endocrinol Metab, 2017, 102 (2): 613-624.

21. Shi R L, Qu N, Luo T X, *et al.* Programmed Death-Ligand 1 Expression in Papillary Thyroid Cancer and Its Correlation with Clinicopathologic Factors and Recurrence. Thyroid, 2017, 27 (4): 537-545.

22. Xiang C, Zhang M L, Zhao Q Z, *et al.* LncRNA-SLC6A9-5:2: A potent sensitizer in 131I-resistant papillary thyroid carcinoma with PARP-1 induction. Oncotarget, 2017, 8 (14): 22954-22967.

23. Liao T, Qu N, Shi R L, *et al.* BRAF-activated LncRNA functions as a tumor suppressor in papillary thyroid cancer. Oncotarget, 2017, 8 (1): 238-247.

24. Wei W J, Sun Z K, Shen C T, *et al.* Obatoclax and LY3009120 Efficiently Overcome Vemurafenib Resistance in Differentiated Thyroid Cancer. Theranostics, 2017, 7 (4): 987-1001.

25. Wang W, Kang H, Zhao Y, *et al.* Targeting Autophagy Sensitizes BRAF-Mutant Thyroid Cancer to Vemurafenib. J Clin Endocrinol Metab, 2017, 102 (2): 634-643.

26. Lin S F, Lin J D, Hsueh C, *et al.* Efficacy of an HSP90 inhibitor, ganetespib, in preclinical thyroid cancer models. Oncotarget, 2017, 8 (25): 41294-41304.

27. Lin S F, Lin J D, Hsueh C, *et al.* Effects of roniciclib in preclinical models of anaplastic thyroid cancer. Oncotarget, 2017, 8 (40): 67990-68000.

28. Cheng L, Jin Y, Liu M, *et al.* HER inhibitor promotes BRAF/MEK inhibitor-induced redifferentiation in papillary thyroid cancer harboring BRAFV600E. Oncotarget, 2017, 8 (12): 19843-19854.

29. Jin Z, Cheng X, Feng H, *et al.* Apatinib Inhibits Angiogenesis Via Suppressing Akt/GSK3beta/ANG Signaling Pathway in Anaplastic Thyroid Cancer. Cell Physiol Biochem, 2017, 44 (4): 1471-1484.

30. Tang J, Kong D, Bu L, *et al.* Surgical management for follicular variant of papillary thyroid carcinoma. Oncotarget, 2017, 8 (45): 79507-79516.

31. Yi D, Song P, Huang T, *et al.* A meta-analysis on the effect of operation modes on the recurrence of papillary thyroid microcarcinoma. Oncotarget, 2017, 8 (4): 7148-7156.

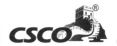

32. Wang F, Yu X, Shen X, et al. The Prognostic Value of Tumor Multifocality in Clinical Outcomes of Papillary Thyroid Cancer. J Clin Endocrinol Metab, 2017, 102(9): 3241-3250.

33. Zhao W J, Luo H, Zhou Y M, et al. Evaluating the effectiveness of prophylactic central neck dissection with total thyroidectomy for cN0 papillary thyroid carcinoma: An updated meta-analysis. Eur J Surg Oncol, 2017, 43(11): 1989-2000.

34. Pan J H, Zhou H, Zhao X X, et al. Robotic thyroidectomy versus conventional open thyroidectomy for thyroid cancer: a systematic review and meta-analysis. Surg Endosc, 2017, 31(10): 3985-4001.

35. Zhang D, Gao L, Xie L, et al. Comparison Between Video-Assisted and Open Lateral Neck Dissection for Papillary Thyroid Carcinoma with Lateral Neck Lymph Node Metastasis: A Prospective Randomized Study. J Laparoendosc Adv Surg Tech A, 2017, 27(11): 1151-1157.

36. Zhang X, Du W, Fang Q. Risk factors for postoperative haemorrhage after total thyroidectomy: clinical results based on 2,678 patients. Sci Rep, 2017, 7(1): 7075.

37. Wang J B, Wu K, Shi L H, et al. In situ preservation of the inferior parathyroid gland during central neck dissection for papillary thyroid carcinoma. Br J Surg, 2017, 104(11): 1514-1522.

38. Wang X, Zhu J, Liu F, et al. Preoperative vitamin D deficiency and postoperative hypocalcemia in thyroid cancer patients undergoing total thyroidectomy plus central compartment neck dissection. Oncotarget, 2017, 8(4): 78113-78119.

39. Zhang X, Liu D S, Luan Z S, et al. Efficacy of radioiodine therapy for treating 20 patients with pulmonary metastases from differentiated thyroid cancer and a meta-analysis of the current literature. Clin Transl Oncol, 2017, 1-8.

40. Yi H, Ye T, Ge M, et al. Inhibition of autophagy enhances the targeted therapeutic effect of sorafenib in thyroid cancer. Oncol Rep, 2017, 39(2): 711-720.

41. Yi H, Ye X, Long B, et al. Inhibition of the AKT/mTOR Pathway Augments the Anticancer Effects of Sorafenib in Thyroid Cancer. Cancer Biother Radiopharm, 2017, 32(5): 176-183.

42. Lin Y, Wang C, Gao W, et al. Overwhelming rapid metabolic and structural response to apatinib in radioiodine refractory differentiated thyroid cancer. Oncotarget, 2017, 8(26): 42252-42261.

43. Zhou W, Jiang S, Zhan W, et al. Ultrasound-guided percutaneous laser ablation of unifocal T1N0M0 papillary thyroid microcarcinoma: Preliminary results. Eur Radiol, 2017, 27(7): 2934-2940.

44. Ernster J A, Sciotto C G, O'Brien M M et al. Rising incidence of oropharyngeal cancer and the role of oncogenic human papilloma virus. Laryngoscope, 2007, 117(12): 2115-2128.

45. Chaturvedi A K, Engels E A, Pfeiffer R M et al. Human papillomavirus and rising oropharyngeal cancer incidence in the United States. J Clin Oncol, 2011; 29(32): 4294-4301.

46. Kreimer A R, Clifford G M, Boyle P, et al. Human papillomavirus types in head and neck squamous cell carcinomas worldwide: a systematic review. Cancer Epidemiol Biomarkers Prev, 2005, 14(2): 467-475.

47. Yuan Y, Sturgis E M, Zhu L, et al. A functional variant at the miRNA binding site in E2F1 gene is associated with risk and tumor HPV16 status of oropharynx squamous cell carcinoma. Mol Carcinog, 2017, 56(3): 1100-1106.

48. Li Y, Sturgis E M, Zhu L, et al. E2F transcription factor 2 variants as predictive biomarkers for recurrence risk in patients with squamous cell carcinoma of the oropharynx. Mol Carcinog, 2017, 56(4): 1335-1343.

49. Wang F, Zhang H, Xue Y, et al. A systematic investigation of the association between HPV and the clinicopathological parameters and prognosis of oral and oropharyngeal squamous cell carcinomas. Cancer Med, 2017, 6(5): 910-917.

50. Feng Z, Xu Q S, Wang C, *et al.* Lymph node ratio is associated with adverse clinicopathological features and is a crucial nodal parameter for oral and oropharyngeal cancer. Sci Rep 2017,7(1):6708.

51. Zhang W, Zhang X, Yang P, *et al.* Intensity-modulated proton therapy and osteoradionecrosis in oropharyngeal cancer. Radiother Oncol,2017,123(3):401-405.

52. Chen L L, Jin M H, Li C S, *et al.* The tissue distribution and significance of B7-H4 in laryngeal carcinoma. Oncotarget. 2017,8(54):92227-92239.

53. Herbella F A, Neto S P, Santoro I L, *et al.* Gastroesophageal reflux disease and non-esophageal cancer. World J Gastroenterol. 2015,21(3):815-819.

54. Curado M P, Hashibe M. Recent changes in the epidemiology of head and neck cancer. Curr Opin Oncol,2009, 21(3):194-200.

55. Takácsi-Nagy Z, Hitre E, Remenár É, *et al.* Docetaxel, cisplatin and 5-fluorouracil induction chemotherapy followed by chemoradiotherapy or chemoradiotherapy alone in stage Ⅲ-Ⅳ unresectable head and neck cancer: Results of a randomized phase Ⅱ study. Strahlenther Onkol. 2015,191(8):635-641.

56. Chen X, Gao L, Gao Z, *et al.* HPV16 DNA and integration in normal and malignant epithelium: implications for the etiology of laryngeal squamous cell carcinoma. Ann Oncol. 2017,28(5):1105-1110.

57. Cao P Y, Gong H L, Hou D S, *et al.* Alterations of microbiota structure in the larynx relevant to laryngeal carcinoma. Sci Rep. 2017,7(1):5507.

58. Cao P Y, Gong H L, Shi Y, *et al.* Composition and abundance of microbiota in the pharynx in patients with laryngeal carcinoma and vocal cord polyps. J Microbiol. 2017,5(8):648-654.

59. Chen C, Guo Y, Hu Z W, *et al.* Characteristics of cigarette smoking without alcohol consumption and laryngeal cancer: overall and time-risk relation. A meta-analysis of observational studies. Eur Arch Otorhinolaryngol. 2017,274(3):1617-1631.

60. Bao X L, Cai K M, Chu J S, *et al.* A 80-gene set potentially predicts the relapse in laryngeal carcinoma optimized by support vector machine. Cancer Biomarkers. 2017,19(1):65-73.

61. Gross N, Huang ZG, Li G J, *et al.* A high ratio of IL-12Rbeta2-positive tumor-infiltrating lymphocytes indicates favorable prognosis in laryngeal cancer. Oral Oncol. 2017,74:148-156.

62. Sun W, Wei F Q, Li W J, *et al.* A positive-feedback loop between tumour infiltrating activated Treg cells and type 2-skewed macrophages is essential for progression of laryngeal squamous cell carcinoma. Br J Cancer. 2017,117(11):1631-1643.

63. Cai X Y, Chen J G, Chen Y, *et al.* Loss of LKB1 Expression Decreases the Survival and Promotes Laryngeal Cancer Metastasis. J Cancer. 2017,8(17):3548-3554.

64. Cai X Y, Chen J G, Chen Y, *et al.* DNA-dependent protein kinase catalytic subunit functions in metastasis and influences survival in advanced-stage laryngeal squamous cell carcinoma. J Cancer. 2017,8(12):2410-2416.

65. He J, Luo S, Tang Y Y, *et al.* Annexin A2 is an independent prognostic biomarker for evaluating the malignant progression of laryngeal cancer. Exp Ther Med. 2017,14(6):6113-6118.

66. Bao Y H, Ding F, Huang C X, *et al.* Radiosensitization effect of hsa-miR-138-2-3p on human laryngeal cancer stem cells. PeerJ. 2017,5:e3233.

67. Gong X M, Song W Q, Wang D N, *et al.* Expression of ORAOV1, ABCG2, and KiSS-1 associate with prognosis in laryngeal squamous cell carcinoma. Int J Clin Exp Med,2017,10(10):14623-14631

68. Li N, Lu C X, Luo H A, *et al.* Polysaccharides isolated from Hedyotis diffusa inhibits the aggressive phenotypes of laryngeal squamous carcinoma cells via inhibition of Bcl-2, MMP-2, and mu PA. Gene. 2017,637:124-129.

69. Chen J Y, Feng Q J, Gao J, *et al.* 20(s)-Protopanaxadiol(PPD) increases the radiotherapy sensitivity of laryngeal

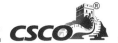

carcinoma. Food Funct. 2017,8(12):4469-4477.

70. Gao W,Liu M,Liu X Y,*et al.* Overexpression of miR-26b decreases the cisplatin-resistance in laryngeal cancer by targeting ATF2. Oncotarget. 2017,8(45):79023-79033.

71. Chen J,Chen L P,Li W L,*et al.* Curcumin Analogue CA15 Exhibits Anticancer Effects on HEp-2 Cells via Targeting NF-kappa B. Biomed Res Int. 2017,2017:4751260.

72. Geng J,Lei Y R,Pei S G. Correlation between Survivin expression and laryngeal carcinoma:A meta-analysis. J Huazhong Univ Sci Technolog Med Sci. 2017,37(6):965-973.

73. Ji Y X,Ju D W,Li L,*et al.* Deprivation of asparagine triggers cytoprotective autophagy in laryngeal squamous cell carcinoma. Appl Microbiol Biotechnol. 2017,101(12):4951-4961.

74. Hu B L,Li Y S,Luo J,*et al.* Glidescope(R) video laryngoscope vs. Macintosh direct laryngoscope for the intubation of laryngeal neoplasm patients:a randomized controlled study. Int J Clin Exp Med. 2017,10(9):13639-13645.

75. Liu J,Song F,Yang Y,*et al.* The clinical diagnostic value of target biopsy using narrow-band imaging endoscopy and accurate laryngeal carcinoma pathologic specimen acquisition. Clin Otolaryngol. 2016,42(1):38-45.

76. Du X D,Han X,Li X Y,*et al.* Diagnostic Performance of Narrow Band Imaging for Laryngeal Cancer:A Systematic Review and Meta-analysis. Otolaryngol Head Neck Surg. 2016,156(4):589-597.

77. Cai Q,Chen R H,Han P,*et al.* Prognostic value of the C-reactive protein/albumin ratio in patients with laryngeal squamous cell carcinoma. Onco Targets Ther. 2017,10:879-884.

78. Cao W J,Gong H L,Hsueh C,*et al.* The prognostic value of preoperative neutrophils,platelets,lymphocytes, monocytes and calculated ratios in patients with laryngeal squamous cell cancer. Oncotarget. 2017,8(36):60514-60527.

79. Fu S,Liu L,Liu T M,*et al.* Higher platelet distribution width predicts poor prognosis in laryngeal cancer. Oncotarget. 2017,8(29):48138-48144.

80. Chen W Z,Lv Y X,Xie R,*et al.* Preoperative albumin/globulin ratio has predictive value for patients with laryngeal squamous cell carcinoma. Oncotarget. 2017,8(29):48240-48247.

81. Hu W P,Ji Q H,Shi X. Development of comprehensive nomograms for evaluating overall and cancer-specific survival of laryngeal squamous cell carcinoma patients treated with neck dissection. Oncotarget. 2017,8(18):29722-29740.

82. Bai Y X,Jin T B,Li B,*et al.* Association of genetic polymorphisms with laryngeal carcinoma prognosis in a Chinese population. Oncotarget. 2017,8(6):10255-10263.

83. Chen H L,Zhang L P. Increased vascular endothelial growth factor expression predicts a worse prognosis for laryngeal cancer patients:a meta-analysis. J Laryngol Otol. 2017,131(1):44-50.

84. Chen W,Ji H,Li Z Q,*et al.* Influence of risk factors on stomal recurrence after total laryngectomy for laryngeal carcinomas:A meta-analysis. J Cancer Res Ther. 2017,13(5):856-861.

85. Zhang H,Liu J,Fu X,*et al.* Identification of Key Genes and Pathways in Tongue Squamous Cell Carcinoma Using Bioinformatics Analysis. Med Sci Monit. 2017;23:5924-5932.

86. Wang L,Ye S,Wang J,et.,al. HuR Stabilizes lnc-Sox5 mRNA to Promote Tongue Carcinogenesis. Biochemistry (Mosc). 2017;82(4):438-445.

87. Wang W,He Q,Yan W,*et al.*High glucose enhances the metastatic potential of tongue squamous cell carcinoma via the PKM2 pathway.Oncotarget. 2017 Dec 4;8(67):111770-111779.

88. Yang X,Wu K,Li S. MFAP5 and TNNC1:Potential markers for predicting occult cervical lymphatic metastasis and prognosis in early stage tongue cancer.Oncotarget. 2017 Jan 10;8(2):2525-2535.

89. Qiu Z, Sun W, Gao S. A 16-gene signature predicting prognosis of patients with oral tongue squamous cell carcinoma.PeerJ. 2017 Nov 17;5:e4062.

90. Wang C, Yu L, Hu F, *et al*.Upregulation of proline rich 11 is an independent unfavorable prognostic factor for survival of tongue squamous cell carcinoma patients.Oncol Lett. 2017 Oct;14(4):4527-4534.

91. Ong HS, Gokavarapu S, Xu Q, *et al*.Cytoplasmic neuropilin 2 is associated with metastasis and a poor prognosis in early tongue cancer patients.Int J Oral Maxillofac Surg. 2017 Oct;46(10):1205-1219.

92. Zhang P, Zhang L, Liu H, *et al*.Clinicopathologic Characteristics and Prognosis of Tongue Squamous Cell Carcinoma in Patients with and without a History of Radiation for Nasopharyngeal Carcinoma:A Matched Case-Control Study.Cancer Res Treat. 2017 Jul;49(3):695-705.

93. Zheng G, Zhang Z, Liu H, *et al*. HSP27-Mediated Extracellular and Intracellular Signaling Pathways Synergistically Confer Chemoresistance in Squamous Cell Carcinoma of Tongue. Clin Cancer Res. 2017 Dec 15. doi:10.1158/ 1078-0432. CCR-17-2619.

94. Wang Y, Lu HL, Liu YD, *et al*. Cryptotanshinone sensitizes antitumor effect of paclitaxel on tongue squamous cell carcinoma growth by inhibiting the JAK/STAT3 signaling pathway.Biomed Pharmacother. 2017 Nov;95:1388-1396.

95. Jia L, Zhang S, Huang Y, *et al*. Trichostatin A increases radiosensitization of tongue squamous cell carcinoma via miR-375.Oncol Rep. 2017 Jan;37(1):305-312.